Die fünf Kiekuter

Harald Jordan

Die fünf Kiekuter

Das Geheimnis liegt im Rücken

Corinnes einfache Übungen
für ein gesundes Leben

AT Verlag

Dieses Buch widme ich meinen Kindern
Claudia und Cornelia,
Klaas und Emanuel.

AT Verlag, Aarau und München
Lektorat: Ralf Lay, Mönchengladbach
Bildaufbereitung: Vogt-Schild Druck, Derendingen
Druck und Bindearbeiten: Kösel, Krugzell
Printed in Germany

ISBN 978-3-03800-531-5

www.at-verlag.ch

Inhalt

Vorwort

Corinne ist keine fiktive Gestalt, kein erfundener weiblicher Guru. Sie war ein Mensch, der aus eigenem Leidensweg heraus eine Heilmethode fand, die Menschen von Schmerzen befreite. Eine Methode, die auch Spannkraft und Lebensfreude schenken kann. Man möge nur das Foto auf dem Buchcover betrachten: ein Schnappschuss, der an ihrem achtzigsten Geburtstag gemacht wurde. In ihren Notizen fand ich zu diesem Tag: »Liane und ich waren ins Land gefahren. Sie fotografierte die Himmelsschlüsselchen. Ich sah den Meilenstein und sprang einfach drauf – das hätte doch jeden gereizt! Diesen Augenblick fanden wir in Lianes Himmelsschlüsselchenfotos wieder. Als ich es dann sah, wünschte ich, dass jeder nur so aus Spaß mit achtzig Jahren auf einen Meilenstein springen kann und der Körper aus Lebensfreude mitmacht.«

Vor vielen Jahren begegnete ich dieser ungewöhnlichen Frau. Damals lebte ich in Tirol; und man bedrängte mich, dort ein Seminar zu besuchen. Doch ich war müde, noch mehr zu lernen, und wollte nicht hingehen. Man drang weiter in mich ein und betonte, sie wäre doch so nah jetzt, käme aus Hamburg hergeflogen – das wäre eine besondere Chance für mich. Kurzum, ich ließ mich überreden.

Die Frau war schlank und groß, weißhaarig mit Haarknoten, mit langem Rock – wie man sich eine ältere Norddeutsche aus den zwanziger Jahren vorstellen würde. Sie begann, von ihrem Flug zu erzählen und dass sie erst dann gelesen hätte, wie man sie angekündigt habe. Und sie war verwundert: »Natürlich kann ich die Aura sehen und manches mehr, aber beibringen kann ich Ihnen das nicht. Was ich kann? Ich kann Sie gerade machen.« Schaute sich um und sagte: »Und das sehe ich genau, das hat fast jeder von euch nötig.« Das gefiel mir. Und als ich am zweiten Tag merkte, wie wohltuend die Übungen auf mich wirkten, blieb ich …

Wir wurden Freunde, aber bis zu ihrem Tod siezten wir uns. Das war wie selbstverständlich und wurde von mir nie hinterfragt. Später

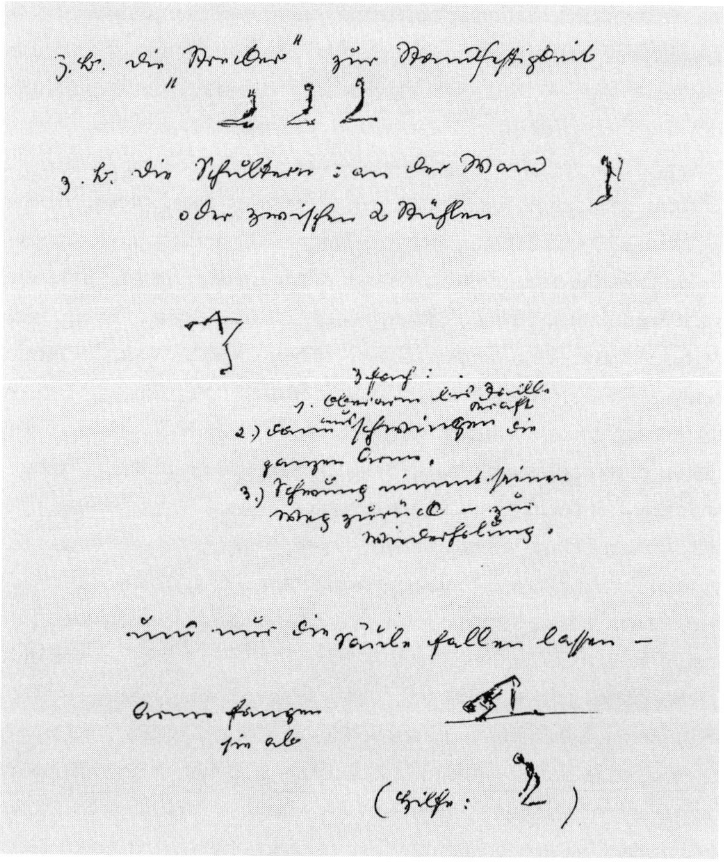

Ein Beispiel von Corinnes Schrift

organisierte ich Seminare für sie. Jetzt sind die Übungen seit zwanzig Jahren ein Teil meiner eigenen Seminare, weil sie so hilfreich zur Raumwahrnehmung und für die Raumenergie sind.

Eines Tages bat ich sie, ihre Arbeit doch niederzuschreiben. Sie stöhnte immer wieder, dass sie es nicht richtig in Worte fassen könne. So fuhr ich zu ihr nach Hamburg und staunte. Diese so großgewachsene Frau schrieb auf kleinen Blättern und machte Skizzen darin so hoch, wie gerade ein schmaler Finger breit ist, und schrieb zu alledem in Sütterlin, der alten deutschen Schrift.

Sie starb, und die Familie übergab mir all das von ihr Geschriebene, um es in die Welt zu bringen. Nun bin ich fast so alt, wie sie damals war, und schreibe keine Sachbücher mehr zu den Themen »Wohnen« und »Bauen«. Endlich kann ich einer zu Lebzeiten nie ausgesprochenen Aufforderung nachkommen, fühle aber, wie ich Corinne gegenüber im Wort stehe. Auch möchte ich dem Wunsch vieler Teilnehmer aus Seminaren entsprechen, die Übungen zu publizieren.

Es ist, als ob ich ein Erbe antrete. Damit meine ich den keltischen Ursprung dieses Wortes: ein Erbe als Hinterlassenschaft, als Rechtsbegriff »in der Vorstellung eines verwaisten, schutzlosen Kindes« (»Duden«).

Einleitung

> »Es gibt nur einen Tempel in der Welt,
> und das ist der menschliche Körper.
> Nichts ist heiliger als diese hohe Gestalt.«
> *Novalis*

Warum hat das Buch einen so merkwürdigen Titel? Darauf antwortete Corinne: »›Die Fünf Tibeter‹, na ja – aber da fehlt etwas Wichtiges. Wenn ich mein Buch schreibe, dann soll es ›Die fünf Kiekuter‹ heißen. Damit ich etwas zurechtrücke.«

»Und warum dieser Titel?«

»Weil ich nicht aus Tibet bin, sondern aus Kiekut.«

Kiekut ist ein Hamburger Vorort und eine U-Bahn-Station mit gleichem Namen. Kiekut meint auf Plattdeutsch »Ausblick«, aber auch »Aussehen«. Doch darüber hatte Corinne sich keine tieferen Gedanken gemacht. Es war einfach ein Ausdruck ihres trockenen Humors. Der Untertitel ist auch ein Wort von ihr, das sie gern wiederholte: »Das Geheimnis des Menschen liegt in seinem Rücken.« Das Buch ist aber mehr als eine der vielen Rückenschulen, auch wenn dem Rücken und der Wirbelsäule große Bedeutung zugemessen werden.

»Und warum fünf?«, wollte ich wissen.

Ihre Antwort: »Weil es um die Knie, die Hüfte, die Wirbelsäule, den Rücken und die Schultern geht. Und das sind fünf.«

In ihren Notizen gibt es ein paar Zeilen darüber, wie sie zu den Übungen gekommen war: »So im Alter um die vierzig kamen die Rückenschmerzen. Schon das Hinsetzen war eine Qual. Ich fand das beschämend: Als Lehrerin für Gymnastik und Leibeserziehung, da kann man doch wohl keine Rückenschmerzen haben! Da muss etwas nicht stimmen. Ich habe mich darum auf mein Körpergefühl verlassen und dabei Entdeckungen gemacht. Daraus ist meine ›Lehre‹ entstanden. Die hab ich weitergegeben. Sie führte zu Schmerzlosigkeit, Wohlbefinden, körperlicher Mühelosigkeit und Spannkraft, sogar zu Schönheit und Anmut. Darum klagen Sie nicht, dass Ärzte Ihnen nicht helfen können.

Verlassen Sie sich auf Ihr Körpergefühl. Kein Arzt kann Ihnen diese Arbeit am eigenen Leib abnehmen, die müssen Sie schon selber tun. Bleiben Sie so lange bei nur den einfachen Funktionsübungen, bis eines Tages Ihr Körper schmerzfrei ist und Ihre Spannkraft stimmt. Geräte können Ihnen erst dann helfen, wenn Sie wissen, wie mit ihnen umzugehen ist.«

Zu Corinne kamen Menschen mit großen Rückenproblemen. Sie konnte so manchen helfen und vor einer Operation bewahren.

Die fünf Hauptübungen und Körperbereiche werden je in einem Kapitel behandelt und durch weitere Übungen ergänzt. Dabei werden die energetischen und feinstofflichen Wirkungen aufgezeigt. Zur energetischen und kulturellen Wirkung habe ich eigene Erfahrungen eingebracht, die über die Übungen hinausgehen und der so wichtigen Bewusstmachung dienen sollen. Denn Corinne betonte immer wieder, dass es ihr sehr um Bewusstmachung geht.

Dadurch wird offenkundig, dass diese Übungen mehr sind als reine Gymnastik. Im Feinstofflichen lautet ein energetisches Gesetz, dass jede Bewusstwerdung die körperliche Wirkung erhöht. Es ist erstaunlich, was sich ändern kann, wenn Bewusstwerden und körperlicher Vollzug sich verbinden.

Dabei geht es nicht nur um die Vorbeugung oder Behandlung von Schmerzen und Gebrechen. Die Aufrichtung der Wirbelsäule und die Grundbewegungen – Nachgeben in den Knien, Bewegung um die Hüfte, Aufrichten der Wirbelsäule – ergeben einen anderen und erhöhten Energiefluss und mehr noch: eine andere Gestalt. Und die *gestal*tet uns bis in unsere Lebensformen hinein. Aufgerichtet erheben wir uns über das Grau in Grau unserer einengenden Zivilisation, kommen mutiger in unsere ganz persönliche Kraft, beziehen einen Standpunkt und erscheinen in unserem wahren Glanz. Das wirkt stärkend für uns und unser Umfeld, belebt unmittelbar. Wenn ich gefragt werde, wieso ich mit fünfundsiebzig noch so beweglich bin, so führe ich das auch auf diese Übungen zurück.

Das Besondere dieser Übungen liegt vor allem in ihren folgenden pragmatischen Eigenschaften und nützlichen Effekten:

- Ein Vorteil der Übungen ist, dass man *keine Geräte* dazu braucht. Alle Wirkungen geschehen aus dem Körper, seinen Grundbewegungen und seinem Eigengewicht heraus.
- Sie benötigen auch *keine besonderen Zeiten*. Man kann die Übungen jederzeit durchführen, beim Staubwischen, Öffnen der Kommode, beim Warten an der Kasse, sogar beim Fernsehen.
- Die Übungen sind *für jeden sinnvoll*, weil wohl niemand gelernt hat, wie man wirklich »richtig« steht, sitzt und geht, und
- weil unsere moderne Lebensweise eine *körperliche Unterstützung* braucht.
- Ebenso eignen sie sich für alle, die feinstofflich arbeiten und ihre *Intuition verbessern* wollen.
- Wer geomantisch und architektonisch arbeitet, kann die *Wahrnehmung verfeinern*.
- Aus der Körpererfahrung entstehen *neue Anregungen zur Gestaltung*.
- Die Übungen *ordnen* das Gefüge des Körpers und *geben inneren Halt*.
- Bei *seelischen oder geistigen Turbulenzen* ordnet und unterstützt die Haltung.
- Die Übungen geben einen *emotionalen Schutz und bauen energetisch auf*.
- In Zeiten der Wandlung und emotionalen Erschütterungen *stärken* sie uns.
- Es ist die Arbeit an der eigenen Gestalt. Sie *verschönt* den Menschen.

Wie ein Maler, der ein Motiv immer wieder malt, um dessen Essenz zu erfahren, so umkreise ich immerzu in meinen Büchern ein Thema: die Wechselwirkung zwischen Raum und Mensch. Hier geht es um die Gestalt des Menschen. Meine Erfahrungen in der Gestaltung von Räumen und Orten zeigten mir nämlich, wie bedeutsam die Gestalt und ihre Gesten sind, denn aus den Gesten entstehen Formen und damit Energiefelder, die unmittelbar auf den Menschen aufbauend zurückwirken. Deshalb gebe ich auch Hinweise zu energetischen Wirkungen. Leser meiner anderen Bücher werden hier Wiederholungen und ihnen bekannte Abbildungen finden, die ich in einem baulichen Zusammenhang schon einmal ausgeführt habe. Das ist in der Sache angelegt, weil alles eine Spiegelung meines Themas ist: der Mensch in seiner Gestalt und in seinen Räumen.

Dieses Buch kann daher unterschiedlich gelesen werden. Obwohl es als ganzheitliche Erfahrung gedacht ist, kann man sich dennoch ausschließlich auf die Übungen beziehen oder aber schwerpunktmäßig die energetischen und kulturellen Bezüge lesen, denn dieses Buch ergänzt meine anderen und kann für die Raumerfahrung und Gestaltung dienlich sein. Die hier beschriebenen Übungen sind eine Bereicherung zur Raum- und Ortswahrnehmung. Die Übungen zur Aufrichtung der Wirbelsäule sind auch Teil meiner Seminare zu diesem Thema, weil es zwischen der Gestalt und der Gestaltung von Räumen viele energetische Verbindungen gibt.

In meinen erläuternden und ergänzenden Auslegungen wage ich mich auf Felder wie Medizin und Anatomie, die nicht mein Fachgebiet sind. Doch erinnere ich mich daran, dass ich einmal meiner Freude am Holz folgte und einen Monat lang in einer Tischlerei arbeitete. Da gestaltete ich Holzverbindungen, die den Meister verblüfften: »Nie würde jemand, der das Handwerk erlernt hat, so etwas bauen. Aber gut und schön ist es dennoch.« Weil ich so unbedarft war, wagte ich Kombinationen, die nicht üblich sind und von Fachleuten nicht gebraucht werden, da Gewohnheiten und technische Vorgaben sie eingrenzen. Der unverstellte Blick lässt uns über unsere Begrenzungen hinauswachsen.

Es gibt Mediziner, die den Rückenschmerz als gesunde Reaktion des Körpers auf eine kranke Leistungsgesellschaft zurückführen. Stress und schon der Gedanke daran lässt die Rückenmuskeln anspannen. Es geht darum nicht nur um die körperliche Aufrichtung der Wirbelsäule, sondern wir können auch erkennen, dass unsere Lebensumstände unseren »inneren« Halt schwächen. Seit mehr als hundert Jahren zeigt sich ein zunehmender Verfall der Körperhaltung der Menschen in Europa und den Industriegesellschaften. Die Einpassung in die Funktionen der technischen und sozialen Maschinen haben uns klein gemacht. Wer trägt denn noch einen Hut als Krönung? Wer wagt es, die schwarze Einheitskleidung zu verlassen? Wir machen uns kleiner, als wir sind, durch das Leben in den Städten, die Reizüberflutung, das ständige Sitzen, die spärliche Bewegung, die Aufhebung der Seelengrenzen durch Alkohol, Medien und andere Rauschmittel. Auf der seelischen Ebene macht sich die Auflösung der sozialen Kräfte bemerkbar: eine zunehmend verwildernde Jugend, zerfallende Familien und Ehen, fehlende religiöse Einbindung. In einer Zeit, in der auch die meisten Erwachsenen keine Orientierung und keinen inneren Halt mehr haben, verlieren sich viele aufwachsende Jugendliche in Haltlosigkeit. Die so oft bemängelten Haltungsschäden spiegeln somit auch die Fehlhaltung der Eltern und anderer »Vorbilder« wider. Wir leben in einer Welt, die vom morphischen Feld der Korruption, Geldgier, Falschheit und des Machtstrebens bestimmt wird. Ein Mönch vom Berg Athos wurde gefragt, warum auf den frühen Bildern die Anbetenden mit so stark geneigtem Kopf dargestellt wurden. Er antwortete: »Damals waren die Menschen zu halsstarrig, und ihr Nacken musste gebeugt werden. Heute, in dieser verlogenen Welt, muss der Mensch aufgerichtet leben.«

Unsere Erziehung der jungen Menschen ist vorrangig auf das Funktionieren an den sozialen oder technischen Maschinen orientiert. Eine Willensschulung gibt es kaum. Da Aufrichtung ein Willensentscheid ist, sind Haltungsschäden programmiert. All das drückt auch unsere Gestalt nieder. Bei vier von fünf Rückenbeschwerden gibt es keinen eindeutigen Befund. Das bedeutet, dass viele dieser Krankheiten seelischer und geistiger Natur sind. Darum beschreibe ich nicht nur die Übungen Corinnes, sondern mache auf größere Zusammenhänge aufmerksam und biete weitere belebende Übungen an.

Die Sprache und die aufrechte Haltung unterscheiden den Menschen von der Tierwelt. Obwohl dies so offenkundig ist, wird oft übersehen, dass beides in uns angelegt ist, aber auch erlernt sein will. Wo aber lernt man das Stehen? Nicht in den Schulen und nicht zu Hause. Darum gebe ich weitere Hinweise, auch zum Gehen, eben weil es mir über die Übungen hinaus wichtig ist, die Verbindung zwischen der Gestalt und der Lebensenergie aufzuzeigen.

Was wir aus den vielen asiatischen Lehren übernehmen dürfen, zentriert sich für den westlichen und damit überwiegend christlich geprägten Menschen auf die Herausforderung, endlich unsere Leiblichkeit ganz und liebevoll anzunehmen.

Wer war Corinne?

Vielleicht gelingt es mir, durch Anekdoten ein Bild von Corinne zu skizzieren. Dabei werde ich ihre Worte wiedergeben, soweit ich mich an sie erinnere und sie mir damals notiert habe. Auch in allen anderen Zitaten bleibe ich bei ihrer Schreib- und Ausdrucksweise. Alle Zitate, bei denen keine Quelle angegeben ist, stammen ebenfalls von Corinne.

Erst viel später nach unserem Kennenlernen sagte sie mir, »Corinne« sei nicht ihr Rufname, nur der zweite. »Aber man meinte, er wäre für meine Arbeit und Seminare viel ›werbsamer‹ als ›Ursula‹. Also blieb es dabei.«

Sie hatte einen eigenen Umgang mit der Sprache. Wenn ich in einer seelischen Bedrücktheit oder mit einer geistigen Frage beschäftigt war, dann gab sie mir gern Antwort. Wollte ich ihre Worte dann aber zu meiner Erinnerung niederschreiben, dann ergaben die Sätze zuerst keinen rechten Sinn. Später und plötzlich jedoch »leuchteten« sie mir ein. Sie umschrieb die Dinge gern, und am liebsten wählte sie Beispiele aus der Musik, um den Sinn der Übungen zu erläutern. Sie war eine der wenigen Menschen, von denen ich sagen konnte: »Der hat's.« Auch das war ein Ausdruck von ihr. Sie konnte eindeutig sein, doch in Fragen der Entwicklung eines Menschen wollte sie offenbar »nicht vorsagen, das gilt nicht …«.

Als sie zu einem Seminar in Innsbruck ankam, wurde sie am Bahnhof abgeholt. Man ging mit ihr in ein vegetarisches Restaurant. Als ihre Begleiterin sich ein Weizenbier bestellte, sagte sie erstaunt: »Ach nee!« Das wurde als Verneinung verstanden. Aber dann sagte Corinne: »Dann kann ich mir ja auch eine Zigi anstecken.« Bis zur Bestellung des Biers hatte sie geglaubt, man »sei so esoterisch«.

Wenn sie selbst etwas in Frage stellen wollte, sagte sie wiederum in Umkehrung: »Na ja.« Mit weit gedehntem »a«. Sie wertete aber nicht.

»Die Menschen, die im ›Unterholz‹ leben, nicht verachten. Sie haben ihre eigene Welt. Man darf nicht vermischen. Es ist nicht nötig, für sie da zu sein, zu helfen und so weiter. Das ist falsches Mitleid. Es genügt, im eigenen Grundton da zu sein, wo man ist. Wohl den Grundton im anderen suchen, sich äußern im Grundton und den Grundton des anderen treffen. Das ist Teilhabe.« Solche Sätze könnten einen glauben lassen, Corinne hätte ein ausgeprägtes elitäres Bewusstsein gehabt. Sie zeigte zwar selbst eine adlige Haltung, aber sie hat andere nie bewertet. Sie hat klar gesehen und dann die Fakten, ohne zu verletzen, dargestellt. Und für manche Seiten ihres Wesens finde ich kein passenderes Wort als »naiv«, allerdings im positiven Sinne.

Als ich einmal davon sprach, dass in Asien auch dem Widersacher ein Tempelchen erbaut wurde, um ihn ebenfalls zu würdigen, erzählte sie mir folgende Geschichte. »Es waren Tage, in denen Dinge geschahen, die mir sonst nicht passieren und die ich mir auch nicht erklären konnte. Mir fiel eine Tasse runter, ich blieb an einer Türklinke hängen, stolperte über eine nur kleine Erhöhung und all solche Sachen. Weil es Sommer war und man mich eingeladen hatte, saß ich in einem Gartenlokal und sah da plötzlich neben meinem Stuhl ein kleines Teufelchen stehen. Da sagte ich: ›Ach, du warst das. Du hast deine Arbeit aber gut gemacht. Das kannst du ruhig deinem Meister sagen.‹ Und seitdem hörten die Störungen auf.«

Sie sehnte sich nach dem Tod. Nicht, weil sie des Lebens müde war, sondern ahnte, was danach kommt. So kam es wohl auch zu dem Ausspruch, der ihre Nachbarschaft in Kiekut wohl doch irritierte. Als ein Mädchen davon sprach, dass ihre Großmutter gestorben sei, entfuhr Corinne der Ausruf: »Ach, wie schön!«

Das erinnert mich an eine andere Geschichte über sie. Sie war schon weit über siebzig, und weil sie gern reiste, wollte sie auch nach Tibet. Dort erfuhr sie von einem Guru, »der's hat«.

Sie nahm alle, auch gefährliche Mühen auf sich, »endlich mal jemanden zu treffen, der mehr weiß als ich«. So kam sie an, saß in der ersten Reihe unter all den Pilgern und sah: »Ja, der hat's.«

Dann aber fand sie, dass er nicht richtig sitze, stand auf, ging hinter ihn, packte ihn an den Schultern, setzte sich wieder und wollte »sehn, was passiert«.

Da ging ein Leuchten über das Gesicht des Gurus. Er ließ ihr Dank sagen und sie hätte einen Wunsch offen. Sie wartete nicht lange mit der Antwort und sagte, sie wolle sterben. Er nickte. Sie setzte sich zufrieden auf und wartete darauf, was nun in ihr geschah. Da stand der Guru auf und ließ ihr sagen, es ginge nicht, sie hätte noch etwas im Leben zu tun.

Sie überraschte so manchen Menschen, wenn sie in der Pause eines Seminars sagte: »Und nun eine Zigi.« Sie mochte es, dann und wann zu rauchen, aß gern, kaute ihre Speisen lange und genoss ein Eis und auch dann und wann einen Likör. Das passte so gar nicht in das Bild, das man sich von ihr machte. Weil sie ein ausgesprochener Nachtmensch war, liebte sie dicke Bücher, »damit man lange in einer anderen Welt lebt«. Und die Steine! Sie bewunderte Steine. Ihr Tisch war vollgedeckt mit ihnen. Und wie wischte sie dort Staub? »Nun, dann heb ich jeden Stein einmal auf.«

Sie mochte es, allein zu sein. In Tagebüchern, die so blattweise eine Woche erfassten, schrieb sie dann das Wort »Allein«, und das in Gelb, weil diese Farbe für sie Freude ausdrückte.

Sie reiste leidenschaftlich gern. Als einmal ein »Hilferuf« aus Australien kam, machte sie sich gleich auf den Weg.

Als ich sie fragte, ob denn auch sie noch lernen müsse, sagte sie: »Ach, Harald, das hört nie auf, wird nur feiner.«

Ganz selten setzte sie eine Brille auf. Auf meine Frage, warum sie die Brille nicht öfter trage, meinte sie: »Ach, ohne Brille sind die Menschen viel schöner.«

Sie wirkte aristokratisch. Dank ihrer aufrechten Haltung und weil sie aus wohlsituierter Familie stammte. Mehr noch, weil ihre englische, sehr reservierte Mutter das Zuhause bestimmte. Das strahlte sie sehr aus, wie es die folgende Geschichte wohl am besten darstellt, die mir ihre Tochter erzählte.

Corinne fand, dass Steuerzahlen nichts für sie sei, ebenso nicht eine Krankenversicherung. Nicht nur, weil sie ihr Leben mit wenig Geld bestreiten musste. Sie lehnte eine Versicherung auch im höheren Alter ab, obwohl ihre Familie die Kosten dafür tragen wollte. Da brach sie sich einen Arm, musste ins Krankenhaus und später in eine länger dauernde

Behandlung bei einem Spezialisten. Als ihre Tochter sie am Ende mit dem Auto abholte, fragte sie: »Na und?«

Und Corinne im Blick nach vorn: »Was heißt ›Na und?‹?«

»Nun, das war doch sicher teuer für dich.«

»Nein.«

»Was heißt ›Nein‹?«

Darauf Corinne: »Er hat nichts verlangt. Er sagte, es sei eine Ehre für ihn gewesen, mich zu behandeln.«

»Dann schickst du ihm sicher einen Strauß Blumen?«

»Nein, er hat doch gesagt, es sei ihm eine Ehre gewesen.«

Man hätte Corinne für überheblich halten können. Ja, sie war auch distanziert. Sie hat nie jemanden geduzt, selbst eine Jugendfreundin nicht. Das war ihre »englische« Art. Sie ging auch nie von sich aus auf andere zu. Aber wenn jemand zu ihr kam, dann war da eine solche »Herzigkeit«, dass den Menschen warm ums Herz wurde. Selbst Postboten oder andere Leute, die kamen, um etwas zu überbringen, gingen mit frohen Schritten zu ihr, und es gab immer Tee und ein »Klönen«, wie man im Norddeutschen sagt.

Ihre Worte »Ach nee« und »Na ja« deuteten auf eine Menschlichkeit, die mir nur selten begegnet ist. Wie gesagt, verurteilte sie nie. So konnte sie ganz klar Stellung beziehen und beschreiben, wie sie den Menschen in der Masse sah, aber nie hat sie verurteilt. Selbst die größten und ihr unverständlichen »Dummheiten« ihrer Tochter hat sie nie bemängelt. Sie hat die Tochter so gelassen, wie sie war. Sie sah einen Menschen immer sehr liebevoll an, sprach auch ganz persönlich zu ihm und konnte gleichzeitig unpersönlich zu ihm sein. Besser nenne ich es »überpersönlich«.

Sie drückte sich unmittelbar aus. Das wirkte manchmal auch »naiv«. Sie war keine Intellektuelle. Ihr Denken war so unmittelbar, man könnte sagen »eigenschöpferisch«, dass Intellektuelle von ihr begeistert waren. So wurde sie einmal zu einem pompösen Symposium eingeladen, um einen Vortrag über ihren Onkel zu halten, den bekannten Jugendstilarchitekten Bruno Möhring. »Weit gefehlt« waren Worte von ihr, und das galt auch jetzt. Statt am Podium zu stehen, saß sie mit den honorigen Menschen im Kreis und sagte: »Na, was haben Sie denn an Fragen?« – und es wurde ein grandioses Gespräch, denn sie war eine wunderbare Erzählerin.

»Immer mit den Engeln sprechen, sonst sind deren Wirken und Worte vergebens«

Eine Auswahl der Worte Corinnes, die einen Widerhall in mir fanden, mag das Bild ergänzen:

»Der schöpferische Mensch ist der, der ganz Mensch ist. Das aber heißt, das Kind in sich zu leben. Werdet wie die Kinder. Heißt es doch in der Bibel – oder?«

Ich hörte sie einmal zu jemandem sagen: »Ihr Problem ist, dass Sie lernen müssen, nicht mitzuleiden, sondern sich zu erbarmen. Das ist, der Brunnen zu sein, aus dem der andere schöpft. Das Sehnen, den Menschen zu dienen, erfüllt sich, wenn man ganz in sich ruht. Es kommt dann außen alles von selbst. Dann weiß man ganz genau – und man tut. Ohne dass die Linke von der Rechten weiß. Ohne dass Gott drum weiß.«

»Alles in der Stille tun, erst dann hervortreten. Auch Gott schaut nicht zu.«

»Das Ich ist mit dem Kosmos verbunden und mit dem, was wir Geburt und Tod und Ewigkeit nennen.«

»Die Überspannung muss nicht immer sichtbar sein. Bei Michelangelo sind es vielleicht die Sonette. Der Überton kann wie der nicht sichtbare Heiligenschein sein.«

»Musik ist die zweite Sprache des Menschen.«

Viele ihrer Weisheiten drückte Corinne in Worten der Musik aus. Das war für mich, der ich im Hören von Musik nicht geschult bin, eine Offenbarung. Ich gebe hier unkommentiert einige Sätze wieder, weil sie in ihr Denken einführen und für die noch folgenden Körperübungen einstimmen:

»In guter Spannung sein zwischen ich und du heißt, jeder ist für sich und darüber hinaus und noch ein Stück und dann zurück.« Dies ist in den Abbildungen auf den Seiten 50 und 51 von ihr zeichnerisch dargestellt und auf musikalische Gesetzmäßigkeiten bezogen.

»Vom Grundton in die reine Spannung, in die Quinte gehen – und nur von dort in die Überspannung und zurück. Beim Menschen den Grundton des anderen ›anspielen‹: das in sich ruhende Ich. Wenn er mit dem eigenen Grundton anklingt, dann übersteigern und in den Grundton zurück ... das ist Leben und bereichert das Ich.«

»Alle haben einen Grundton. Ist man in seinem eigenen Grundton, dann spricht man die anderen an. Nie zu schnell ›antworten‹. Den Ton ankommen lassen und dann – in Übereinstimmung antworten.«

»Das über die reine Spannung Hinausgehende ist das menschlich Verbindende.«

»In einem Paar ist das Wohlsein die Quinte. Aus dieser guten und sicheren Heimatgewissheit geht man ›drüber‹ hinaus und bereichert dadurch das Gemeinsame.«

»Es gibt auch die selbsterzeugte Überspannung aus der Dramatisierung heraus, von der man schwer wieder abkommt.«

»Wenn man beim vierten Ton bleibt, wie es das falsche Mitleid sein kann, zuerst den Impuls erkennen – und aushalten im Stille-Werden und Schweigen. Dann zurück zum Grundton. Dadurch entsteht die Anreicherung des eigenen Grundtons und auch des anderen. Alles geschieht dann – oder auch nicht.«

»Nicht aus falschem Mitleid helfen wollen. Es genügt, im eigenen Grundton und dort zu sein, wo man ist.«

»Manche kommen nicht über den vierten Ton hinaus.«

»Liebe ist eigentlich nur, im eigenen Grundton zu sein, aber sich offenzuhalten. Wie ein Kind, das mit allen und allein ist.«

»Die meisten Musiker beherrschen nicht die Kunst der Pause. Von daher habe ich erkannt, wie wichtig nach einer Übung die Pause ist.«

»Sich äußern ist, den Grundton zu übersteigern, aber immer im Grundton zu bleiben. Die Terz ist der Schlussstein.«

»Nicht warten, bis man Meister ist. Ein Meister sein, der übt. Man kann sich am Klavier in den Tasten vergreifen, aber weiterspielen. Nicht zurückschauen, nicht den Fehler verbessern – weiter!«

Die nüchternen, mir bekannten Lebensdaten

Geboren wurde Corinne am 25. Februar 1913 in Kiekut/Hamburg, gestorben ist sie dort am 11. Dezember 1997. Ihr Vater war ein renommierter Zahnarzt, die Mutter geborene Engländerin und sehr »british«. Corinne wuchs wohlbehütet auf. Sie und ihre drei Geschwister hatten je ein Kindermädchen.

Nach der Handelsschule absolvierte sie ein zweijähriges Studium an der Kirchenmusikschule in Hamburg; sie machte ihr Orgel-Examen in der Hamburger Petrikirche und übernahm die Orgelvertretung in der Altonaer Kirche. Im Jahr 1936 ging sie für zweieinhalb Jahre nach Düsseldorf zur Gymnastikschule (Hilde-Senfft-Schule). Ihr Staatsexamen machte sie im Jahr 1939. Danach übernahm sie wieder Orgelvertretungen in Hamburg. Von 1940 bis 1942 arbeitete sie als Gymnastiklehrerin am Landschulheim am Solling bei Holzminden. Zwei Jahre lang gab sie Gymnastik- und Musikstunden in Düsseldorf, wurde ausgebombt, zog um nach Hamburg und wurde wieder ausgebombt. Dann blieb sie bis zum Kriegsende in Jena. 1944 wurde ihre Tochter geboren. Ab 1945 lebte sie in Kiekut, gab Stunden in Gymnastik wie auch Musik und übernahm wieder Orgelvertretungen.

Corinne entwickelte aus eigenen Rückenschmerzen heraus einen Weg zur Aufrichtung der Wirbelsäule. Sie konnte vielen Menschen helfen und wurde sogar nach Australien gerufen. Ende der achtziger Jahre begann sie mit Seminaren, in denen sie auch die Übungen vermittelte, die im Folgenden beschrieben werden.

Die fünf Grundübungen

»Aufrichten ist ein ständiges Menschwerden.«

Das Knie

Die erste Grundübung

»Stehen will gelernt sein.«

Machen Sie diese Übung möglichst barfuß. Die Füße stehen parallel nebeneinander und bilden eine »Fußhöhle«. Die beiden Beine fügen sich »zu einem Bein« zusammen. Das ergibt eine fühlbare Grundordnung und drängt die Knie nach vorn. Geben Sie jetzt in den Knien so weit nach, bis sie zur Fußspitze vorgeschoben sind.

Das Becken wird leicht nach vorn gewölbt, in eine empfangende Gebärde. Da hinein wird die Wirbelsäule eingepflanzt. In der inneren Vorstellung wird Wirbel für Wirbel als gerade Säule aufgerichtet.

Im Bauch loslassen.

Nun heben Sie die Schultern bis zu den Ohren liebevoll und sanft an. Diese unangenehme Position kurze Zeit aushalten. Dann auf gleicher Höhe die Schultern nach hinten führen und wie in einem kleinen Halbkreis nach unten ziehen. Jetzt sollten die Handmulden an den Oberschenkeln und damit an ihrem »wahren Platz« angekommen sein. Den Bauch loslassen. Den Brustkorb bewusst etwas nach vorn und leicht nach oben dehnen, um den inneren Organen ihren Raum zu geben.

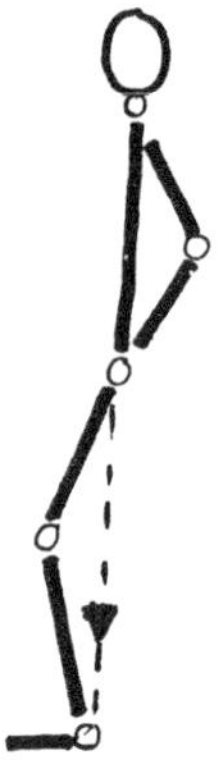

Nachgeben in den Knien

Lassen Sie im Halsbereich los, als sei der Kopf wie bei einer Marionette gehalten und nur auf den Schultern aufgesetzt.

Sie nehmen nun wahr, dass Sie durch Ihre Aufrichtung in eine lotrechte Achse gestellt sind. In dieser Achse bewegen Sie sich auf und ab, bis sich die Fersen vom Boden lösen. Die Aufrichtung beibehalten. Erst dann tiefer gehen, wobei sich die Fersen immer mehr vom Boden abheben. Zuerst nur in kleinen Bewegungen, weil es hierbei vorrangig um die Wahrnehmung der Vertikale geht.

An diese Übung schließt die zweite Grundübung zur Hüfte an.

Ergänzende Übungen

Erste ergänzende Übung

Um künftig besser in den Knien nachgeben zu können, muss der »Gehapparat« gestärkt werden.

Sie sitzen auf den Unterschenkeln. Die Fußspitzen berühren sich, die Fersen öffnen sich, wodurch sich eine Mulde bildet, in die Sie sich niederlassen. Die Hände liegen hinter Ihnen am Gesäß. Die Schultern sind wie oben beschrieben an ihrem Platz, die Wirbelsäule ist aufgerichtet und eher etwas nach hinten geneigt. »Weil wir gewohnt sind, uns vom Blick und den Schultern her nach vorn zu beugen.«

Nun gilt es, auf die Knie zu kommen. Wenn Sie es wie gewohnt machen, werden Sie keine Schmerzen spüren. Gemeint ist es so: Sie pressen den Po zusammen, »was das Zeug hält«, wodurch Sie wie magisch in die Höhe kommen. »Und wie ein Fahrstuhl geht's nach oben.« Das macht der sogenannte Strecker. Den sprechen Sie mit diesem Ruck an.

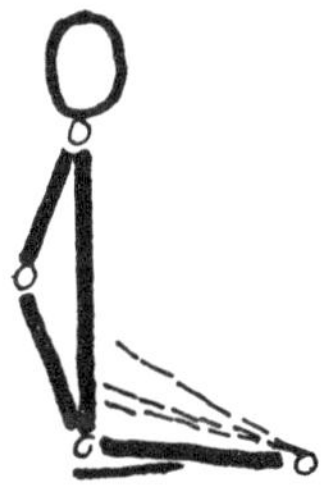

Wahrnehmen des Streckers

Der »Strecker«, das sind die Sehnen, die Knochen und Muskeln verbinden. »Der Strecker wirkt wie ein Scharnier. Er darf für Sie künftig mehr ins Bewusstsein kommen.«

Die Bewegungen werden aber nur in kleinen Abschnitten gemacht. Erst drei Zentimeter, Pause, dann weitere drei und so weiter. Danach kommt dann ein »Auf und nieder, wie so ein Blabla«. Corinne rät, dazu die »Tagesschau« einzuschalten, um zu jeder neuen Nachricht etwas höher zu gehen. »Danach brechen Sie halt zusammen.«

Übung zur Entspannung

Zur Entspannung empfiehlt Corinne die folgende Übung: Sie sitzen auf den Unterschenkeln in der Fußmulde, die sich aus den aneinanderliegenden Fußspitzen und den geöffneten Fersen bildet. Aufgerichtet, den Kapuzenmuskel (siehe Seite 40/41) heruntergezogen. Die Arme an den Po-Mulden. Sie beugen sich von der Hüfte her nach vorn, bis der Oberkörper auf den Oberschenkeln liegt, und lassen den Kopf sinken, bis die Stirn den Boden berührt. Das gelingt nicht immer gleich. Wichtig ist, dass der Brustkorb zum Boden hinstrebt. Ihn vorstrecken. Dabei können die Beine ihre bequemste Lage finden. Pause. Zuerst die Schultern fallen lassen, erst dann die Arme. Mehrere Minuten ruhen Sie sich in dieser Haltung aus. Dabei atmen Sie drei Herzschläge lang »nach hinten« ein, halten den Atem drei Herzschläge lang an und atmen drei Herzschläge lang aus.

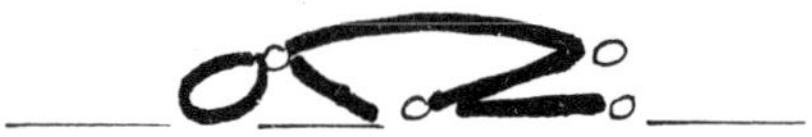

Entspannung

Zum Hochkommen nehmen Sie zuerst die Schultern zurück, dann die Arme. Vom Genick her den Kopf heben und beim Hochkommen, als wollten Sie ein Hohlkreuz machen, von den Schultern her aufrichten.

Corinne: »Versuchen Sie in dieser Position einmal, sich Sorgen oder trübe Gedanken zu machen. Es wird Ihnen nicht gelingen.«

Das Ganze kann erweitert werden:

- Aus dieser Haltung kann man auch in eine Spannung gehen, indem die Stirn sich vom Boden löst. Dann die Nase und dann das Kinn. Pause. Jetzt legen Sie die Hände wieder an die Seite, und von der Hüfte her kommen Sie nach oben ins Sitzen.
- Wenn der Oberkörper auf den Beinen liegt, stützen Sie die Ellenbogen auf und legen den Kopf in die Handmulden. Corinne empfiehlt, diese Übung öfter im ganz normalen Alltag zu machen: »Dabei kann man dann telefonieren.«

Zweite ergänzende Übung

Zur Stärkung der Bauch- und Rückenmuskulatur liegen Sie auf dem Rücken, die Arme ruhen oberhalb des Kopfs auf dem Boden. Jetzt werden die Beine, die wieder »ein Bein« bilden, so weit zum Körper gezogen, dass die Wirbelsäule in ganzer Länge und voll aufliegt. Die Fußsohlen berühren in ganzer Fläche den Boden. Aus dieser Position der Beine heraus heben Sie einen Unterschenkel bis in die Waagerechte, ohne den Kontakt zum anderen Knie zu verlieren. Dann folgt der andere Unterschenkel bis in die Höhe des ersten. Jetzt fängt das »Schuften« an. Dann und wann kontrollieren, ob man wegen der Schmerzen nicht nachgelassen hat, indem ein Bein zum Boden geführt wird. Danach ablegen und Pause.

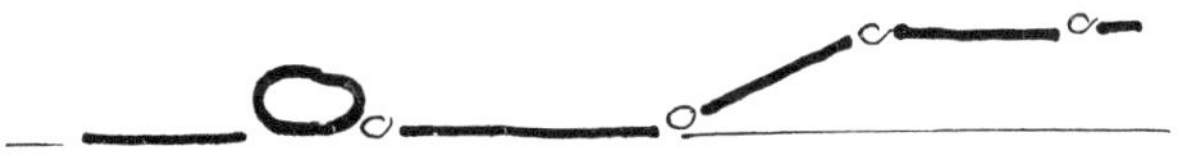

Zur Stärkung der Bauch- und Rückenmuskeln

Worte von Corinne

»Diese Übung fällt den Männern leichter, weil sie in den Beinen ausgeprägtere Muskeln haben. Aber die Frauen werden mindestens dort viel schöner.«

»Wenn die Muskeln gestärkt sind und man irgendwo in einer Warteschlange stehen muss, dann setzt man sich im ›Knie-Nachgeben‹ eben in sich selber.«

»Es geht nicht nur um eine Fußhöhle, die sich aus zwei Füßen bildet, sondern auch um ›ein Bein‹. Das erreichen Sie nur, wenn Sie die Knie bis über die Zehenspitzen nach vorne schieben.«

»Durch die Fußhöhle entsteht ein Standpunkt: das, was ein Individuum ausmacht. Im Standpunkt findet man Stand in sich. Der Stand in der Welt wird durch die Spannung in der Fußhöhle geschenkt.«

»Heben Sie den Bewegungsapparat immer wieder auf und setzen Sie sich in Ihre Fußhöhle. Jetzt sind Beckenmulde und Fußhöhle ineinander gelagert.«

»Die allererste Bewegung ist: die Wirbelsäule abwärts führen, also beugen sich die Knie. Dank des Streckers bleibt die Wirbelsäule aufrecht.«

Die Hüfte

Die zweite Grundübung

»Die Hüfte ist der Grundton unseres Daseins.«

Aus der ersten Grundübung heraus wird jetzt der Bereich der Hüfte angesprochen.

Sie beenden das Auf und Ab und finden sich in der Grundhaltung wieder, überprüfen, ob die Beine weiterhin »ein Bein« bilden und die Knie über den Fußspitzen lagern.

Die Aufmerksamkeit wandert zur Hüfte hin in der Vorstellung, dass sich dort von Hand zu Hand eine horizontale Achse bildet. Um diese Achse dreht sich jetzt der obere Körperbereich nach vorn ohne Bewegung innerhalb der Wirbelsäule, die wie eine Bahnschranke gerade bleibt. Auch ohne Bewegung des Kopfes, der gern führend vorweggehen möchte. Der Kopf folgt der Bewegung der Säule. Wenn die Schranke waagerecht angekommen ist – Pause.

Nun legen Sie einen Handrücken auf das Kreuzbein. Als sei die Schranke zu schnell heruntergelassen, wippen Sie jetzt spielerisch leicht rauf und runter. Die aufliegende Hand nimmt dabei wahr, ob die Bewegung über die Hüfte erfolgt oder ob sich doch Veränderungen in der Wirbelsäule zeigen.

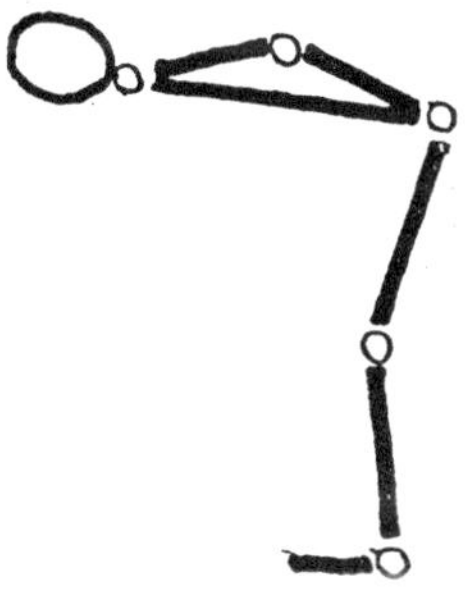

Die Schranke

Danach krümmen Sie sich, indem der Oberkörper vom Kopf her nachgibt, aber ohne nach oben zu »buckeln« – Pause.

Durch Auflegen des Handrückens am unteren Bereich der Krümmung machen Sie sich diesen Punkt bewusst. Von dort her drehen Sie den oberen Bereich nach oben, ohne im gekrümmten Bereich selbst etwas zu verändern. Jetzt wird Wirbel für Wirbel die Schranke wieder gerade.

Wem es leichter fällt, der beginnt bei den Schultern, nimmt die Schulterblätter zurück und richtet auch den Kopf als Verlängerung der Wirbelsäule auf und formt sie dadurch gerade.

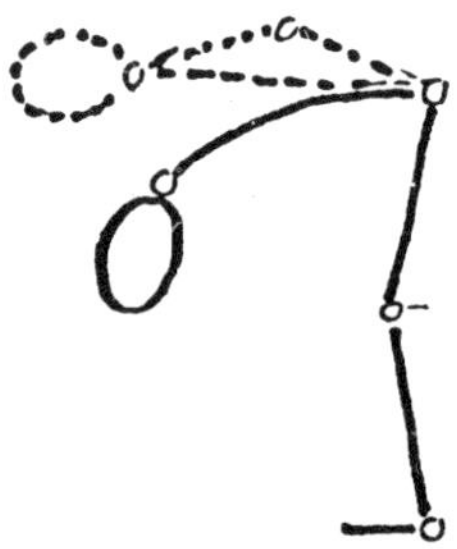

Die Beugung

Jetzt geht es ums Eigentliche, nämlich die als Gerade gewonnene Wirbelsäule von der Achse her aufzurichten, ohne ins Hohlkreuz zu verfallen. Eine Hilfe ist dabei, sich vorzustellen und der Vorstellung leicht nachzugeben, dass die Knie sich etwas nach vorn schieben.

Man stelle sich das Bild eines umgekehrten Spazierstocks vor, den Sie unten am Griff bewegen. »Niemals würde die obere Spitze sich bewegen. Nur von unten her.«

Diese Übung verlangt wiederholtes Üben und möglichst mit einem Partner, der die Bewegungen kontrolliert. Er wird aus dem Bewegungsablauf erkennen, wo der Schwachpunkt in der Wirbelsäule ist.

Sie gibt auch die Möglichkeit, zu erspüren, wo kein Bewusstsein im Rückenbereich ist.

Ergänzende Übungen

Erste ergänzende Übung

In dem nun schon gelernten Stehen »mit einem Bein« und nachgebenden Knien beugen Sie sich nach vorn, als solle der Rücken ein Tisch werden. Die Arme hängen herunter. Nun wird ein »Ausziehtisch« geschaffen, indem die Arme bis zur Höhe des »Tischs« angehoben werden. Die Schulter etwas nach hinten drücken. Dann die Arme wieder fallen lassen und um die »Achse« der Hüfte leicht und mehrfach rauf und runter wippen. Danach den Brustkorb bis auf die Knie führen und sich von hinten, vom Becken her, voll auf die Füße stellen.

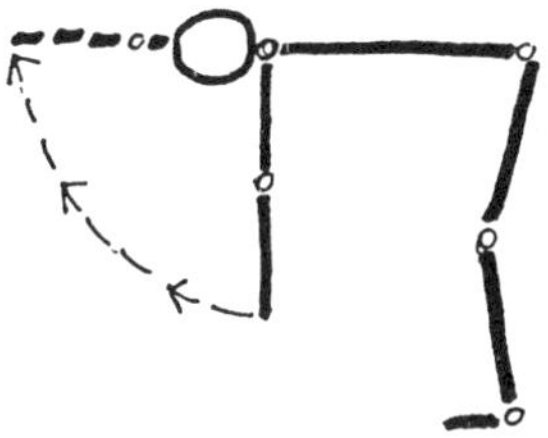

Der Tisch

Zweite ergänzende Übung

Sie beugen sich und führen den Brustkorb bis auf die Oberschenkel, dabei bleiben die Hände hinten am Kreuzbein. Die Schulter nach hinten ziehen und diesmal von der Schulter her in die Horizontale zum »Tisch« werden. Eine Zeit lang so aushalten.

Diese Übung können Sie immer wieder in Ihren Alltag einfügen.

Dritte ergänzende Übung

Diese Übung dient zur Stärkung der Beinmuskulatur und zur Einübung der aufrechten Haltung.

Aus dem Stehen fallen Sie nach vorn in den Schritt hinein (siehe Abbildung auf der folgenden Seite). Dann aufrecht mehrmals auf und ab schwingen, ohne den Oberkörper nach vorn oder hinten zu neigen. Danach den vorderen Fuß von der Ferse her immer höher abheben bis zu den Fußspitzen. Im Schwung von einem Bein zum anderen wechseln.

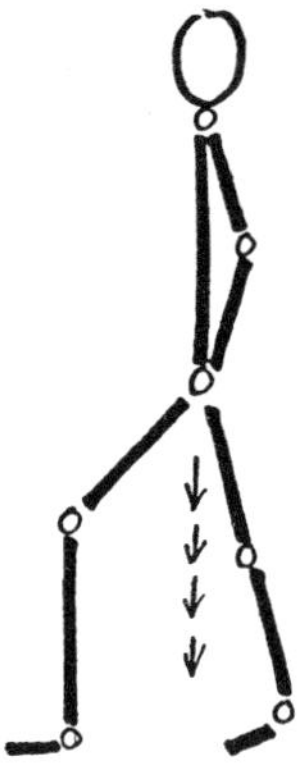

In den Schritt fallen

Worte von Corinne

»Wenn die Wirbelsäule nicht schwingt, lagert sich aller seelische Müll in der Hüftebene ab.«

Die Wirbelsäule

Die dritte Grundübung

> »Unsere Wirbelsäule ist eine wahre Säule, gestellt zwischen Erde und Himmel.«

Diese Übung macht die Wirbelsäule bewusster und bringt durch das eigene Körpergewicht jeden Wirbel an seinen richtigen Platz.

Legen Sie sich rücklings auf den Boden. Die Arme befinden sich oberhalb des Kopfs, so wie ein Baby liegt. Mit noch ausgestreckten, aber geschlossenen Beinen werden Sie erkennen, dass die Wirbelsäule nicht voll am Boden aufliegt. Erst wenn Sie die Beine als »ein Bein« heranziehen, können Sie die Wirbelsäule ganz ablegen. Das ist auch ein spürbarer Beweis dafür, dass nur mit nachgegebenen Knien eine Wirbelsäule aufgerichtet werden kann. Dabei Wirbel für Wirbel von innen her überprüfen, ob er den Boden erreicht hat.

Jetzt heben Sie die Unterschenkel aus »einem Bein« heraus bis in die Waagerechte. Die Wirbelsäule bleibt in Kontakt mit dem Boden. Eine Ihnen schon vertraute Körperübung wird nun anders vollzogen.

Vom unteren Teil des Rückgrats her und ohne Schwung versuchen Sie, das Becken hochzuziehen. Das gelingt selten auf Anhieb. Doch mühen Sie sich, weil die Stelle, die Sie nicht überwinden können, für die Wahrnehmung Ihres Rückens bedeutsam ist. Dort kann der Ursprung einer Schwäche liegen.

Nach all den Mühen dürfen Sie jetzt mit Schwung das Becken so hoch schwingen, dass die Beine möglichst neben dem Kopf landen – Pause.

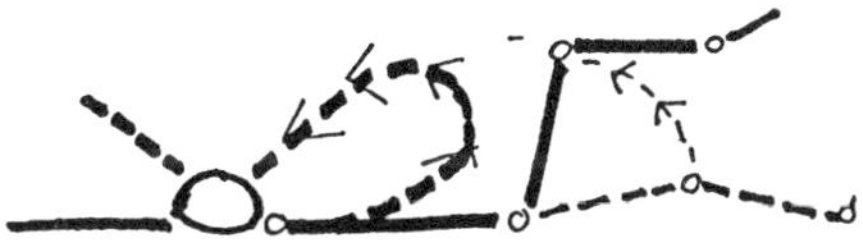

Einbügeln

Danach werden die Wirbel durch das Eigengewicht des Körpers »eingebügelt«, indem Sie am oberen Wirbel beginnen und jeden nun angesprochenen Wirbel jeweils fünf Wirbel runter, dann drei wieder rauf »bügeln«. Im Auf und Ab schwingen Sie Wirbel für Wirbel nach unten, bis sie wieder ganz aufliegen. Dabei werden Sie an eine Stelle kommen, an der Sie umkippen könnten. Auch diese Stelle merken Sie sich, weil auch hier eine Schwachstelle der Wirbelsäule sein könnte.

Wichtig: Diese Übung sollten Sie erst nach Absolvierung aller bisherigen machen.

Worte von Corinne

»Durch diese Übung ›bügeln‹ Sie sich Ihre Nackenverspannungen weg. Die seelischen Ablagerungen im Nacken kommen so sehr in Aufruhr, dass sie sich da bald nicht mehr lagern können.«

Der Rücken

Die vierte Grundübung

> »Der Rücken hat sein Geheimnis unseres Da-Seins. Was wir nicht sehen können. Wie wir auch nicht wissen, wofür wir geboren werden und wofür wir sterben.«

Diese Übung dient zur Dehnung und Wahrnehmung des Rückens. Im Sitzen auf dem Boden sind Ihre Beine geschlossen und nach vorn gestreckt. Heben Sie die Schultern an wie bei der ersten Übung beschrieben. Jetzt werden die Beine leicht angezogen. Von der Hüfte her wird der Oberkörper vom Brustkorb her etwas hochgeschoben und zu den Oberschenkeln »geschleudert«, ohne den »Stab« der Wirbelsäule zu krümmen.

Dann legen Sie den Oberkörper auf die Oberschenkel. Die Arme fassen unter die Kniekehle. Dort auf den Oberschenkeln bleibt der Oberkörper, auch wenn nun die Beine nach vorn geschoben werden. Die Fußspitzen sind dabei im rechten Winkel vom Unterschenkel nach oben gerichtet. Der Kopf wird nicht gesenkt, eher angehoben. Jetzt dürfen die Knie durchgedrückt werden! Das wird selten gleich gelingen.

Diese Übung können Sie erweitern, indem Sie die Beine ausstrecken und so spreizen, wie es Ihnen gefällt. Die Hände greifen in die Fußsohlen. Der Brustkorb wird nun nach vorn »geschmettert« und will den Boden erreichen. Der Rücken wird auch hierbei nicht ge-

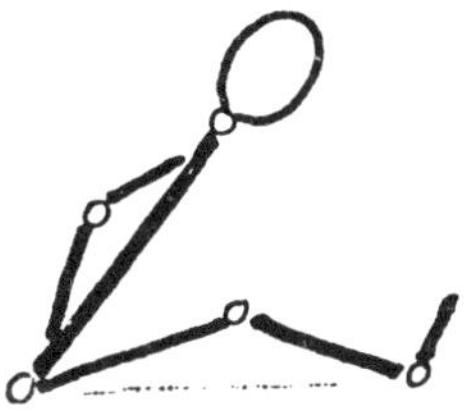

Wahrnehmen der Säule

krümmt. Der Kopf bleibt die gerade Verlängerung der Wirbelsäule. Es ist möglich, dass Sie im Lauf der Zeit den Kopf so weit senken können, dass Sie mit der Stirn und der Nase den Boden berühren. Doch das wäre nur eine Zugabe. Wichtig ist, dass die Wirbelsäule nicht gekrümmt wird.

Beim langsamen Hochkommen legen Sie einen Handrücken aufs Kreuzbein. Dann können Sie sich auf den Rücken legen und dem Ganzen noch eine Weile nachspüren.

Ergänzende Übung

Auf Knien und Armen ruhen Sie auf dem Boden. Den Kopf halten Sie in der Verlängerung der Wirbelsäule. Mit gerader Wirbelsäule vom Becken her die Arme am Boden nach vorn schieben. Die Wirbelsäule dabei als Gerade bewahren.

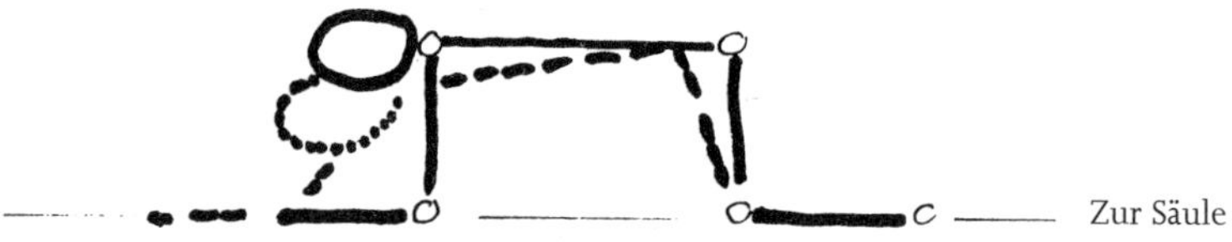

Worte von Corinne

»Und keinen Augen-Blick Ihrer Lebensdauer bekommen Sie diesen Ihren eigenen Rücken zu sehen. Sie müssen sich also auf das innere eingeborene ›Gesetz‹ Ihres Körpergefühls verlassen und daraus Ihren Bewegungsablauf führen und steuern.«

»Sie beginnen Ihr selbständiges Leben in Menschengestalt auf dieser Erde auf dem Rücken liegend. Merkwürdig, dass der ganze Rücken eine so lange Berührung mit ›der Erde‹ hat und es viel Zeit braucht, bis das Sitzen gekonnt ist.«

»Ihr Körper verlässt die Erde wieder auf dem Rücken liegend.«

»Wir ›fühlen‹ viel zu frontal und vergessen dabei unseren Rücken. Die Überbetonung des Frontalerlebens drückt nieder, zieht nach vorne – daher die zu krummen Rücken. Die ›Halt-dich-gerade‹-Mahnung bewirkt das Gegenteil: Hohlbrüstigkeit und Halsverspannung. Es wird Ihnen nutzen, wenn Ihnen bewusst ist, dass Sie spontan frontal reagieren und Ihr Rücken dabei im Sichrunden nur mitmacht.«

»Es ist kein Wunder, dass der Rücken weltweit um Beachtung schreit, so sehr wurde er vergessen. Immer und immer wurde nur für die ›Front‹ gesorgt.«

»Zuerst ging ich vom Stehen als Anfang aus, heute weiß ich, dass der Anfang im Liegen beginnt.«

»Hat der Körper das ihm innewohnende Bewegungsgesetz gelernt, ›funktioniert‹ es, das Ich meines Körpers.«

»Nicht umsonst haben die gemalten und gebildeten Engel ihre Flügel am Kapuzenmuskel.«

»Gönnen Sie sich das Körpergefühl, einmal vom Rücken her den Brustkorb nach vorn zu wölben.«

»Nehmen Sie immer Ihren Rücken wahr, vom Steißbein aufwärts und von den Schultern abwärts.«

Die Schultern

Die fünfte Grundübung

> »Wenn wir in den Knien nachgeben, können wir in den Schultern loslassen.«

»Anstatt Rückenschulen«, meinte Corinne, »müsste es Schulterschulen geben! Der Rücken besteht nicht nur aus der Wirbelsäule.«

Diese Übungen, die den Kapuzenmuskel stärken (siehe Seite 40/41), machen Sie am besten im »Schneidersitz« oder auf einem Stuhl. Denn sonst ist ein Hohlkreuz unvermeidbar. Es geht hierbei nur um die Schultern, die Arme sind dabei in der inneren Vorstellung wie »abgelegt«. Bei allen Übungen sollten Sie immer wieder den Bauch loslassen. Es sind drei Phasen, die man jeweils siebenmal ausführt:

- *Erste Phase:* Die Hände ruhen auf den Knien. Die Schulter wird wie bei der ersten Grundübung, so weit es geht, zu den Ohren nach oben gezogen. In der Tendenz nach hinten. Dann auf gleicher Höhe nach hinten ziehen und im Halbkreis nach unten führen. Das Ganze machen Sie siebenmal.
- *Zweite Phase:* Die Hände liegen jetzt auf den Schultern, dabei sind die Oberarme so weit wie möglich seitlich an den Brustkorb gelegt. Die Schulterblätter beugen sich nicht nach vorn, sondern Arme und Oberkörper bilden eine Fläche. Das gelingt besser, wenn man die Armbeuge etwas nach vorn schiebt. Nicht die Schulterblätter zueinanderführen, sondern den Kapuzenmuskel aktivieren. Nun die gleiche Übung des Halbkreises siebenmal nach hinten wie in der ersten Phase.
- *Dritte Phase:* Jetzt werden die Arme zur Seite wie Flügel ausgestreckt, jedoch im Ellenbogen gebeugt. Die Hände bleiben möglichst »unbewegt« an einer Stelle. Man kann sich dazu Stühle vorstellen, an deren Lehnen man sich festhält. Nun bewegen Sie wie in der ersten Phase siebenmal die Schultern.

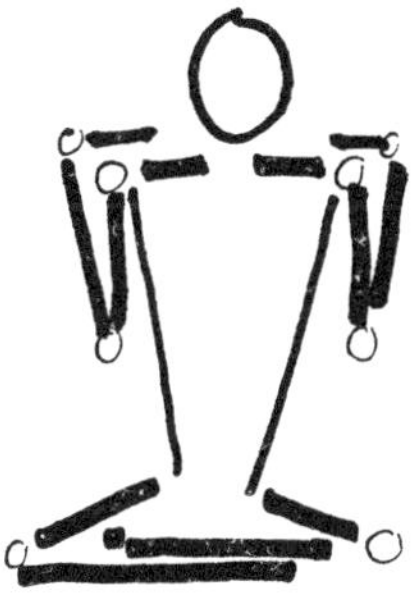

Schulterübung

Ergänzende Übungen

Erste ergänzende Übung

Zum Lockern der Schultern lassen Sie die Hände liebevoll und leicht auf den Knien ruhen. Die Schultern spielerisch heben und fallen lassen, mit der Tendenz zu den Ohren und nach hinten. »So wie man es bei manchen Politikern im Fernsehen erlebt, wenn sie sagen: ›Ich weiß nicht …‹« Tun Sie das mehrmals und möglichst locker.

Zweite ergänzende Übung

Diese Übung ist bewusst zur Überspannung gedacht. Führen Sie sie aus wie die beschriebene zweite Phase, heben und senken Sie aber die Arme, als wären es Pumpenschlegel. Dabei die Schultern nach unten drücken und im inneren Bewusstsein gegen den Kapuzenmuskel wirken, der im »Goldenen Punkt« in der Hüftgegend verankert ist. Wenn dann die Arme auf Höhe der Schultern sind, öffnen sie sich, und die Handflächen sehen sich an.

Nun werden die Arme erhoben, bis sie sich oberhalb des Kopfes treffen. Dabei immer die Oberarme bis an die Schmerzgrenze nach hinten zurücknehmen. Die Hände legen sich ineinander, ohne dass sich die Finger verschränken, und werden zum Nacken geführt.

Nun werden die Arme noch weiter nach hinten geführt und der Oberkörper als ganzer gerader Stab von der Hüfte her etwas nach vorn gebeugt. Dabei bewusst ins Hohlkreuz gehen.

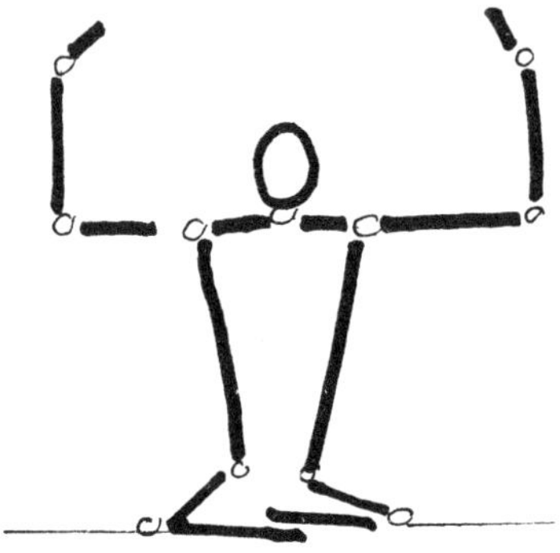

Überspannung

Die Aufmerksamkeit sollte im Alltag immer wieder auf die Schultern gelenkt werden: die Schultern vom Nacken her nach oben ziehen und dabei zugleich den Kapuzenmuskel nach unten. Das Becken etwas nach vorn schieben. Dann gehen die Knie schon fast von selbst voran. »Und so geht man los.«

Man kann sich zu dieser Übung auch selbst überprüfen. Sie sitzen im Schneidersitz an einer Wand, doch darf dort keine Fußleiste sein. Die Oberarme sind bis zur Schulterhöhe erhoben, die Unterarme im rechten Winkel nach oben gerichtet. Jetzt werden die Oberarme an der Wand nach oben gezogen, ohne den Kontakt der gesamten Wirbelsäule mit der Wand zu verlieren.

Eine andere Kontrolle: Die Hände werden auf die Schultern gelegt und die Oberarme an der Wand auf und ab bewegt.

Beide »Kontrollübungen« können auch im Stehen durchgeführt werden.

Worte von Corinne

»Die Verbindung zwischen Quinte und Terz ist der Kapuzenmuskel.«

»Die Terz ist der Goldene Punkt und geistert überall herum. Die große Spannung sind die Schultern.«

»Wer bei dieser Übung keinen Schmerz spürt, macht etwas falsch. Denn was man kennt, muss man nicht lernen. Also kommt man an seine Schmerzgrenze. Reich wird man, wenn man seine Grenzen überschreitet im ›Drei über den Schmerz‹ [siehe Seite 56].«

»Entdecken Sie Ihren Kapuzenmuskel, der wie eine Kapuze von Ihren Schultern den Rücken hinab schon darauf wartet, von Ihnen endlich abwärts gezogen zu werden. Sie werden ihn nicht gleich fühlen, dazu ist er zu lange nicht gebraucht worden und durch nachlässige, unbewusste Haltung ausgedehnt. Er ist dazu da, Ihre Haltung aufrecht zu halten und zu bewahren.«

»Ich bin nur wenigen begegnet, die den Kapuzenmuskel in seiner so wichtigen Funktion kannten. Die Wirbelsäule würde ohne diesen straffen Gegenzug nach hinten und nach unten zusammensacken.«

»Der Kapuzenmuskel spielt ab heute eine Hauptrolle in Ihrem täglichen Leben.«

»Zur Schulterhaltung bewusst den Kopf mit einsetzen. Von hinten – hinter den Ohren – den Nacken nach oben ziehen. Dabei zugleich die Schultern abwärts ziehen. Das ergibt den Halt des Aufrechtstehens.«

»Die Schulter … nach hinten drücken und abwärts ziehen, sodass die Schulterblätter nicht abstehen, sondern den Brustkorb auf seine natürliche Höhe bringen, und von den kostbaren Organen ein jedes seinen Platz hat und sie sich nicht gegenseitig behindern müssen. Der Brustkorb und die Rippen sollen sich weiten für all die wichtigen inneren Organe.«

»Immer wieder innehalten und nachfühlen, ob der Kapuzenmuskel abwärts gezogen ist.«

»Die Schlüsselbeine ermöglichen die Bewegung im ›Ich weiß es nicht …‹. Was meint ›Schlüsselbeine‹? Sie sind wie der Schlüssel, mit dem die Erkenntnis und Erfahrung aufgeschlossen wird, dass wir den Rückenmuskeln zum bedeutenden Teil unsere Aufrechthaltung zu verdanken haben.«

Zu den Übungen und zur Gestaltwerdung

Weitere Hinweise zu den Übungen

Wenn vom Hohlkreuz gesprochen wird, dann ist nicht die krankhafte Krümmung gemeint, sondern die übliche doppelgekrümmte Form der Wirbelsäule, wie sie sich bei durchgedrückten Knien auf jedem Röntgenschirm zeigt.

Corinne betonte immer wieder, dass weder Geräte noch besondere Zeiträume zum Üben nötig sind. Man kann sie jederzeit und bei jeder Tätigkeit einbeziehen. »Man kann sogar fernsehen dabei.« Es gilt, sie in den Alltag einzubeziehen.

Bei den Übungen werden Sie zwar über die eigene Grenze gehen, aber dann von der Überspannung her etwas zurücknehmen. Dann entsteht eine »Wohl-Spannung«.

Die Übungen sollten in den fünf Stufen erfolgen, damit der Zusammenhang körperlich erkannt wird:

- den Knien und den Füßen,
- der Hüfte und den Gelenken,
- der Wirbelsäule und dem Kreuzbein,
- dem Rücken und der Herzensausrichtung,
- der Schulter und dem Nacken.

Später können Sie je nach Bedarf und Wunsch einzelne Übungen für sich herausnehmen.

Beim Aufstehen sollten Sie die Zehen nicht abknicken, sondern über die Zehen abrollen.

Kernpunkte zur Einprägung für den Alltag

- In den Knien nachgeben.
- Bewegungen um die Hüfte vollziehen.
- Die Wirbelsäule vom Becken her aufrichten.
- Als geraden schwingenden Stab visualisieren.
- Den Kapuzenmuskel bewusst nach unten ziehen.
- Dabei die Schulter nach oben.
- Den Halsbereich lockern.
- In die Überspannung gehen.
- Dann in die Wohlspannung.

Grenzüberschreitungen

»Was man kann, muss man nicht lernen.«

Die Übungen werden uns an die Grenzen unserer gewohnten Bewegungen bringen. Muskeln und Sehnen werden neu, anders und stärker beansprucht. Mit anderen Worten: Es tauchen Schmerzen auf. Wenn wir »reicher« werden wollen, müssen wir unsere Grenzen überschreiten. Corinne nannte dies »Drei über den Schmerz« (siehe Seite 56). Das ist nach ihren Worten kein Schmerz wie Bauchweh. Sie nennt ihn »Ziehschmerz«. Vielleicht ist das aus dem Wort »Er*zieh*ung« abgeleitet, das ja meint, ein Kind dahin zu »ziehen«, »wohin es ursprünglich gemeint ist«.

»Die Schmerzen sind absolut auszuhalten – mit Gejammergelächter sogar leicht. Weil Sie bereits wissen, dass sie sich nur so lange einstellen, bis sie ihre Arbeit nachgeholt haben und so funktionieren, wie es für sie und Sie vorgesehen ist – in Spannkraft. Und wenn wieder Muskelkater kommt, dann erlauben Sie es sich, mal so ›schön‹ krumm zusammenzusacken.«

Diese Schmerzen erzeugten bei Seminarteilnehmenden oft eine erste Abneigung gegenüber den Übungen. Corinne jedoch glaubte, dass Wohlgefühl durch gemeisterte Spannung entsteht. Für sie war es die Folge: aus der Spannung in die Überspannung, daraus in die Entspannung zurück, was zur Wohlspannung und Mühelosigkeit führt. »Es geht um das Gleichgewicht in der Spannkraft. Überspannen Sie im Schmerz ganz tüchtig und entlassen Sie dann ganz konzentriert das ›Über‹ aus der Spannungshaltung. Sie merken, wie wohltuend das ist. Ihr Körpergefühl nimmt zu, es meldet Ihnen immer schneller: ›Ich mag nicht mehr übertreiben, nicht mehr untertreiben.‹ Spielen Sie es gegeneinander aus – und bringen Sie sich geduldig ins Gleichgewicht.« Corinne beschrieb diesen Vorgang auch gern in musikalischen Ausdrücken (siehe Seite 57).

Es geht bei den Übungen also um Wohlspannung durch Überspannung. Nicht um Schmerzvermeidung, sondern um die Akzeptanz des Schmerzes. Auch wenn es dem Zeitgeschmack nicht entspricht: Die Übungen sind auch »Knochenarbeit«. Doch die Würde des Schmerzes dürfen wir mehr in unser Leben einbeziehen.

Worte von Corinne

»Nach allen Übungen ist es erforderlich, eine nachklingende Pause zu machen. Sonst wischt eine Übung die vorherige aus und macht sie dadurch wirkungslos.«

»Alle Übungen gehen von den Hauptgelenken aus. Sie sind die Schaltstellen des Energieverlaufes und können zu Stauungen führen.«

»Es ist die Hüfte, ›um die sich alles dreht‹. Das nenne ich den ›Goldenen Punkt‹.«

»Kopf und Arme sind bei den Übungen nur Zu-Taten.«

»Der Hals vereinzelt den Kopf so stark vom Leib, weil er kein echtes Gelenk ist. Weil die Arme nur durch Sehnen und Muskeln gehalten werden, ist auch in den Schultern kein echtes Gelenk.«

»Wer den Kapuzenmuskel beherrscht, kann dort Emotionen, die von außen kommen, abgleiten lassen. So als hätte man einen Regenmantel an.«

»Immer den Bauch loslassen und den Kopf locker halten, als sei er wie bei einer Marionette am Schopf gehalten.«

»Bei den Übungen das Steißbein etwas nach vorn ziehen, oder soll man es eher ›einziehen‹ nennen?«

»Alle Übungen dienen letztlich dazu, auch körperlich in die eigene Mitte zu kommen.«

Menschwerdung ist Aufrichtung

Die hier beschriebenen Übungen dienen der *Aufrichtung der Wirbelsäule.* Sie sind mehr als ein Verhindern und Beseitigen von Rückenschmerzen. Aufrichtung ist ein Willensakt. Wir erleben den nötigen Willensentscheid täglich nach dem morgendlichen Wachwerden. Nicht vom Körper her, sondern aus dem Willen zum Leben heraus entsteht die Aufrichtung. Darum ist die Zivilisationskrankheit der Rückenschmerzen auch durch unsere einengende Lebensweise bedingt. Es genügt nicht, sich auf die rein mechanische Ausführung der Übungen zu begrenzen. Sie wollen um ihrer energetischen und der uns Menschen eingeborenen Wirkungen willen bewusst werden. Sie sind zudem »wohltuend« für den so geplagten Rücken, den wir in unserer sitzenden Zivilisation tragen und ertragen.

»Vom Kopf her« stehen wir auf, und zwar gegen die Schwerkraft – im körperlichen wie im seelischen Geschehen. Auf die geistigen Entsprechungen des körperlichen Vorgangs weisen schon die frühesten Bewegungen hin. Denn wie kommen wir zur Welt? Mit dem Kopf zuerst. Und womit beginnt ein Kind beim allerersten Aufstehenwollen? Vom Kopf her! »Von Kopf bis Fuß« heißt eine altbekannte Redewendung, die man auch so interpretieren kann, dass die Aufrichtung des Menschen nicht von den Füßen, sondern vom Haupt, dem geistigen Impuls her entsteht.

Der Geist senkt sich ein, und der Körper gehorcht dem Willen: Er richtet sich auf und richtet sich aus.

Die Übungen dienen auch dem *Energiefluss im Körper*. Die Aufrichtung »spannt« die doppelgekrümmte Wirbelsäule. Sie wird dadurch zum schwingenden »Energiesender«. Es entsteht eine Gerade, die im Ganzen nicht die Starrheit eines Stabs aufweist, sondern wie eine wohlgestimmte Saite schwingt. Die Bewegungen erfolgen künftig mehr um die Hüfte herum, wodurch alle anderen Gelenke häufiger zum Einsatz kommen, geschmeidiger werden und den Energiefluss erleichtern.

Aus meinen Erfahrungen auf dem Gebiet der Geomantie weiß ich, dass sich schon durch die Bewusstheit um die aufbauenden Wirkungen die Energie im Raum erhöht. Das ist einer der Gründe, weswegen ich auch auf die »tiefen« und kulturellen Hintergründe bei den Übungen verweise.

Was Corinne dazu sagte

Das letzte Blatt Corinnes datiert vom 24. Mai 1997. Am Ende desselben Jahres verstarb sie. Ich setze den Text an den Anfang, in der Weise, wie sie ihn aufs Blatt schrieb:

Da sitze ich im Jetzt und Hier
auf der Terrassenbank –
die Sonne scheint,
die Pflanzen verarbeiten den gestrigen Regen –
    und wachsen

Vergangenheit und Zukunft
    im
    Jetzt und Hier

Das Ich empfindet
    fühlt
    spürt
    glaubt
    weiß den Augenblick – lebt

Also hat die Erde im Kosmos ihr Ich,
sie war und wird sein
wenn ich nicht mehr auf der Terrassenbank sitze
und den Augenblick lebe – wahrnehme –

Corinne hatte ihre eigene Art, den Sinn der Übungen in Worte zu fassen. In den sich oft wiederholenden Begriffen offenbart sich ein wahres Ringen. Sie hatte auch keine ausrichtende Struktur in ihren Texten, zwar im Ablauf der Übungen, nicht aber im Beschreiben. Ihrer Ausdrucksweise war etwas »asiatisch« Umkreisendes zu eigen. Sie ging auch in der persönlichen Beratung nicht zielgerichtet vor, ließ manches offen und ungesagt, damit man selbst weiterfand. Sie hatte große

Freude am Wort und hinterfragte gern alles. Manchmal war sie pedantisch genau in der Wortwahl und mit einer merkwürdigen Vorliebe für den Begriff »funktionieren«: »Unsere Sprache, unsere Worte beziehen sich immer wieder auf unsere Körperfunktionen.« Damit meinte sie Begriffe, wie ich sie auf Seite 102 zur Gestalt in einer Auswahl zusammengefasst habe. Für Corinne stehen diese vielen Wortschöpfungen für die Schöpferkraft des Körpers.

Ein weiteres Beispiel ihrer Worte aus den Notizen: »Soll ich Ihnen verraten, was ich getan habe, um meinen Brustkorb in ›Position‹ halten zu können? Um mich an das Körpergefühl zu gewöhnen? Zuerst vom Steißbein her, Wirbel für Wirbel aufwärts gegen die Wand gedrückt. Dann von der Wand abrücken, dieselbe Haltung behalten. Sich danach ins Stehen dasselbe Körpergefühl mitnehmen. Dabei habe ich zuerst meine beiden Rippenbogen mit den Händen links und rechts unterstützen müssen. Den Korb also hochgehalten. So gehen Sie dann im Zimmer umher und lachen vergnügt: ›Ich komme mir aber komisch vor.‹ Dann stimmt's! Ihre Organe freuen sich: Endlich bekommen wir Platz und Luft. Wie in einem geordneten Korb mit Früchten, nichts bedrückt sich. Ach ja – wenn das doch so bliebe. Es kann so bleiben!«

Ich habe versucht, die Inhalte ihrer Unterlagen so zu ordnen, wie ich selbst die Übungen erfahren haben. Darum habe ich Corinne nur bei zusammenhängenden oder für sie typischen Beschreibungen wörtlich zitiert, und dabei habe ich den Duktus ihrer Worte und auch Wiederholungen beibehalten, obwohl alles Geschriebene nur als Konzept von ihr gedacht war.

Es war nicht einfach, ihre Schrift zu entziffern. Nicht nur, weil sie in Sütterlin schrieb. Das hatte ich dank meines Alters noch in der Schule gelernt, wenn auch fast wieder vergessen. Je schneller »es« in ihr dachte, umso unleserlicher wurde das Geschriebene. Weil sie nur kleine Blätter benutzte, ging ein Blatt schnell zu Ende. Dann wurde ihre Schrift noch kleiner, wohl durch den Ansporn, alles noch auf ein Blatt zu bringen.

Die Abbildung am Anfang des Buches zeigt, wie Corinne geschrieben und gezeichnet hat. Ich habe mich entschieden, ihre Darstellung der »Strichmännchen« zu übernehmen. Das hat auch den Vorteil, dass die Gelenke sichtbar in den Vordergrund treten und die Wirbelsäule deutlich als gerader Stab erkannt wird.

Corinnes Schlüsselerlebnis

Als ich Corinne einmal zum Thema »Spannung und Überspannung« fragte, protestierte sie erst einmal wieder, und zwar gegen die Weise, wie die Tonleiter meistens eingeübt wird, statt Musik zu »spielen«. Sie erzählte dazu ihr tiefgreifendes Erlebnis.

»Oft wurde ich gefragt, wie ich entdeckt habe, dass es mit der Tonleiter so nicht stimmt. Meine Antwort: ›Beim Himmelsbeerenpflücken.‹ Diese schlanken Sträucher waren höher als ich. Und ich musste sie hochhalten, um die vielen Beeren von unten her abzupflücken. Diese Bewegung war es, die mich ergriff, diese Spannung des Hochhaltens. Ich hatte mir ein großes Glas um die Taille gebunden, mit der linken Hand hielt ich den Strauch hoch, die rechte Hand erntete die Beeren und tat sie ins Glas. War der Strauch abgepflückt, fiel der hochgehaltene Strauch in seine ursprüngliche Haltung zurück. Jedoch nun entlastet.

Ich hob den nächsten Strauch. Und erinnere mich genau, dass es das reichste und wildeste Himmelsbeerenjahr war, das ich je erlebt habe. Die Sonne schien. Hatte ich einen Strauch abgepflückt, war es, als ob der vorige schon wieder rote Beeren hätte. Ich war im besonderen Sichwundern, in Glücksgefühl-Spannung.«

Dies hat sie ihr »Schlüsselerlebnis« genannt. Daraus entstand ihr Erleben der Musik, und das fand sich auch in den Übungen wieder. Sie lehnt es ab, die Tonleiter zu üben: »Die Schüler, die die Tonleiter üben müssen, üben Virtuosität, nicht Musik.«

Spannung, Überspannung, Wohlspannung

»Sie stehen aufgerichtet in Ihrer Spannkraft. Die Überspannung beginnt mit der Bewegung. Der Bewegung, mit der Sie ja die reine Spannung nicht verlassen und in die Sie zurückkommen. So strecken Sie einen Arm aus und pflücken einen Apfel. Und führen den Arm zurück. Sie bleiben in Ihrem Selbst, Ihrem Grundton. Es gibt keine Bewegung, die nicht auch ihre Gegenbewegung hat oder erzeugt.«

Was Corinne von der Tonleiter beschrieb, entspricht ihren Übungen, in denen es von der Spannung in die Überspannung geht und dann zurück in die Spannung, die jetzt zur Wohlspannung wird. Sie betonte, dass es im Leben zwei sich immerzu bedingende Bewegungen und Kräfte gibt. »Die Wirbelsäule strebt aufwärts, die Schulter mit ihrem ›Joch‹ gibt die Gegenkraft und damit den Halt zur Erde.«

Musikalisch ausgedeutet, finden wir in den Notizen oft eine Skizze wieder, die in der Abbildung »Überspannung und Klangfolge« dargestellt ist (die Worte sind von mir hinzugefügt).

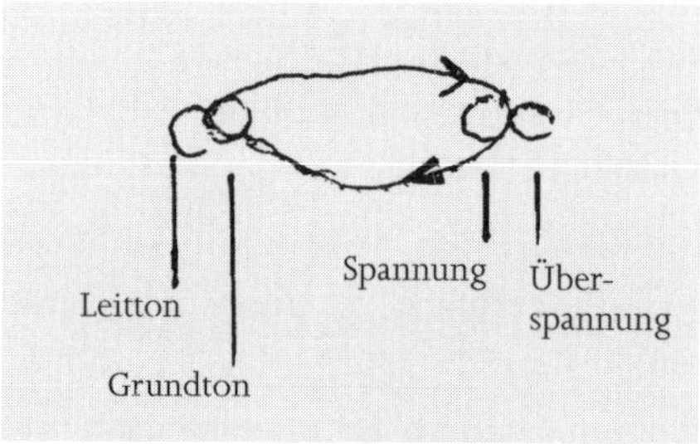

Überspannung und Klangfolge

Bezogen auf den Körper, findet sich eine Skizze mit der Bezeichnung »Körper-Kadenz«.

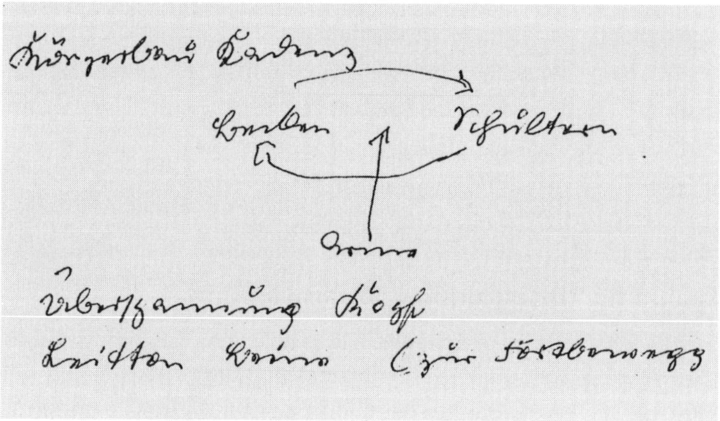

Körperbau als Kadenz

In unserer Schrift und von mir ausgedeutet: vom Becken zu den Schultern und zurück. Überspannung Kopf. Leitton Beine (zur Fortbewegung). Zum Halt dann Schultern abwärts.

Zuerst aufwärts. Wichtig zur anderen Reihenfolge ist ihr »Kopf, Becken, Schultern. Nicht: Kopf, Schultern, Becken«.

In einem anderen Bild bezieht sie sich auch auf die Ich-Entwicklung, wobei die oben angefügten »Arme« jetzt *Schlaf, Verdauung, Bewegung* sind.

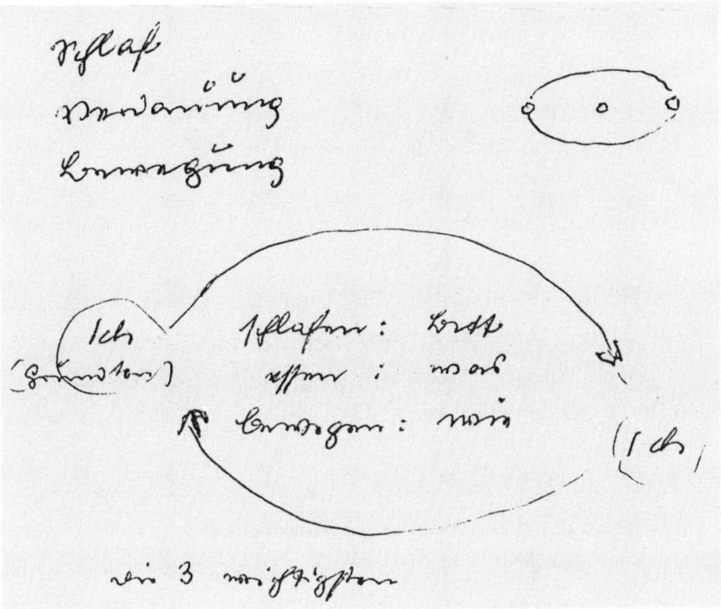

Ich-Entwicklung

Interessant fand ich, wie sie die Beziehung zwischen den Menschen ebenso bildlich macht (siehe die Abbildung »Der Nächste«, unten).

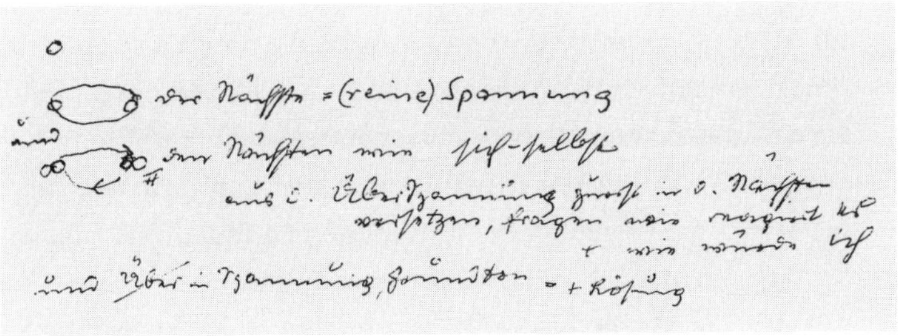

Der Nächste

Musikalisch drückt Corinne sich auch zur »Gleichberechtigung« von Mann und Frau aus: »Das Spannungsspiel, das Spiel … im Paar. Im Füreinander und Miteinander. Die Spannung. Dann die Überspannung aus dem Leitton. Regt die Überspannung des Partners an. Dann zurück in die Wohlspannung. Das ist lebendiges Leben.

Der Nächste – die reine Spannung. Der Nächste wie sich selbst. Aus dieser Überspannung zuerst sich in den Nächsten versetzen, fragen wie reagiert er und wie ich.

Dann zurück zur Spannung, dem Grundton. Das ist die Lösung und Bereicherung.

Wobei die Überspannung darin besteht, über sich hinauszugehen.«

Das gleiche Bild verwendet sie für den Prozess *Gedanke und Theorie, dann Überspannung in die Tonfolge, dann »Einverleiben«:*

- »Überspannung erst, wenn die reine, heile Spannung stimmt/funktioniert.«
- »Der Kopf die Überspannung. Im Kopf hat das Ich seinen ›Sitz‹. Ohne Ich gibt es nicht Körper, Seele, Geist.«
- »Der Grundton, dass es ihn gibt, der Körper, er ist sichtbar da, er liegt: Entspannung. Dann die Spannung, er sitzt, er steht. Überspannung: die Gelenke usw. überdehnen. Wichtig: aus der Überspannung in die Spannung zurückfinden und nicht mit der Überspannung die Spannung loslassen und sich ›fallen‹ lassen. Das Sichfallenlassen ergibt keine wirkliche Entspannung. Dann Entspannung: Er liegt.«
- »Ihre innere Aufnahmebereitschaft ist es, die durch ›fremde‹ Eindrücke ernährt wird: Musik entsteht. In welche Spannung fühlen Sie sich versetzt beim Anblick einer besonders schönen Landschaft oder einem besonders schönen Sonnenuntergang? Und wie lange bleibt dies Freudegefühl, bevor es abnehmen muss? Wie wäre es, Sie vergrößern mal die übliche Tonleiter in Ihnen?«
- »Bleiben Sie erst mal in der Überspannung und in der Haltung, in der Sie sich verkrampft vorkommen. Lassen Sie zuerst den Bauch los, sodass Sie schon mal tiefer atmen können. Dann lassen Sie vorsichtig und langsam die Überspannung los, ohne etwas an der Hal-

tung zu verändern. Zuerst aus den Schultern, bis die unverkrampfte Spannung erreicht ist. Aber in der Spannung bleiben. Nur das ›Zu sehr‹ langsam, langsam loslassen.«

- »Nur das ›Über‹ aus der funktionsgerechten Spannung. Wie wohltuend das Körpergefühl zunimmt und meldet: Ich mag nicht mehr übertreiben, nicht mehr untertreiben. Spielen Sie es gegeneinander aus: Übertreiben, untertreiben und bringen sich geduldig ins … Gleichgewicht.«
- »Das Gleichgewicht herstellen, dann erst in Bewegung setzen.«
- »Entspannung, das ist ›alle viere von sich lassen‹. Sich hinlegen. Die Spannung nehmen Sie in sich in die Entspannung hinein. Die Entspannung wohnt inmitten der Spannung – wie das Mark in den Knochen, wie das Herz im Leib.«
- »Es ist wichtig, den Augenblick zu beherrschen: aus der Überspannung in die Spannung zurückzufinden und nicht mit der Überspannung auch die Spannung loszulassen – sich ›fallen zu lassen‹. Dieses Sichfallenlassen ergibt keine wirkliche Entspannung, sondern wir fallen in die alten Fehler zurück: krumme Rücken, gepresste Organe.«
- »Die Überspannung erst dann wagen, wenn die reine, heile Spannung stimmt und funktioniert.«

Um uns das »Spiel« von der Spannung und Überspannung deutlich zu machen, sprach sie gern vom Kind und seinem Luftballon. Er ist bereits aufgeblasen bis zur vorgesehenen Größe. Doch dann reizt die Gefahr, und man bläst etwas weiter. Jedoch nicht, bis er platzt. Lässt Luft raus. Der Ballon wird etwas schlaffer als in der gewollten Spannung, doch nun »erlebte« man die wahre Spannung. Das drückte sie auch in der Tonfolge aus: »Gleich, ob grün wie das C oder rot wie das G oder blau wie das F: Es ist ein Ballon mit einem bestimmten Grundton, bestimmter Farbe. Sie blasen den Luftballon auf, so weit, dass er bestimmt nicht platzt – die reine Spannung. Jetzt noch etwas mehr – die Überspannung, von C nach G, fast B. Damit er nicht platzt, etwas Luft raus und zurück zum Grundton C, über H.«

»Den Kopf mit einbeziehen als Überspannung, auch musikalisch gesehen. Erst dann ist der Mensch ganz.« Das zeigt meine Erfahrung mit der Bekleidung. Wird ein Mensch mit einem großen Seidentuch eingehüllt, dann fühlt er sich erst dann ganz, wenn der Kopf ebenfalls umhüllt ist: ein wahres Gewand. Dann wird auffällig, dass in unserer Zeit keine Hüte mehr getragen werden, obwohl in allen Kulturepochen der Kopf bedeckt wurde.

Körpergefühl

Corinne spricht vom Körper, der etwas er-innert, als sei er ein eigenes Wesen mit Erinnerungsvermögen. Deshalb fordert sie immer wieder dazu auf, das in jedem ursprünglich vorhandene Körpergefühl neu zu entdecken, und rührt in einfachen Worten die Erinnerungskraft an und die Zeit der Kindheit. Dazu betont sie das einfache Liegen auf dem Rücken: »Der Anfang des Hierseins beginnt mit dem Liegen.«

- »Zuerst ging ich vom Stehen als Anfang aus. Heute weiß ich, dass der Anfang im Liegen liegt! Liegen, Sitzen, Stehen, Gehen. Hat der Mensch dieses innewohnende Bewegungsgesetz gelernt, ›funktioniert‹ es. Dann kann ich meinen Körper für die Aufgabe einsetzen, die ich ihm stelle oder die mir gestellt ist.«
- »Fangen Sie an, Ihr ›Meisterwerk‹ wiederzuentdecken wie damals als Kind. Sich auf den Boden legen wie ein Baby und die Berührung mit dem Boden spüren und fühlen. Das ist eine ›Bewegung‹ von innen nach außen. Von innen her die Bewegungsabläufe erinnern und ›vollziehen‹ bis hin zum Sitzen. So oft wiederholen, bis der Körper es so natürlich und selbstverständlich tut wie damals als Baby.«
- »Zuerst liegen Sie auf dem Rücken und spüren Ihre Arme und Beine so lange und immer wieder, bis es sich Ihnen eingeprägt hat, dass Ihre Arme im Schulterbereich, Ihre Beine im Becken beginnen. Bis Sie den Impuls Ihrer Bewegungsmöglichkeiten in die Oberarme lenken können. Ersparen Sie sich die Zeitverschwendung, erst rechts, dann links, dann beide Arme bewegen zu lernen. Als Erwachsener sind Sie schon rechts- oder linksbetont – und täglich gewohnt. Ihre Aufmerksamkeit gilt jetzt dahin zu kommen, dass beide Arme demselben Bewegungsimpuls folgen. Sie stärken dann

gleichzeitig Ihr Gleichgewichtsgefühl, und das brauchen Sie dringend, um Ihr Wohlbefinden wiederherzustellen.«

- »Machen Sie die Augen zu und erinnern Sie sich, bis Sie im Inneren das Körpergefühl ›Ich bin ein liegendes Baby‹ wiederfinden. Sie liegen auf dem Rücken. Spüren die Wirbelsäule. Lange, lange berührt der Rücken die Erde. Spüren Arme und Beine und machen in dieser Lage erste Bewegungen mit den Armen, den Beinen. Auch der Brustkorb ist da, aber Sie können ihn noch nicht bewegen. Noch liegt der Kopf am Boden. Mehr ist nicht? Mehr nicht! Erinnern Sie sich an dieses ›Mehr-nicht‹-Liegen, und genießen Sie die Freude, die Sie durchströmt, und das Wohlgefühl.
  Was folgt aus dem Liegen? Dann ›setzen‹ Sie sich in Bewegung. Wie? Wörtlich: Setzen Sie sich. Wie damals. Und entdecken Sie die Sitzhöckerknochen zum Sitzen (nicht das Steißbein!). Entdecken Sie Brustkorb, Schultern und das Körpergefühl vorn. Alles, was zum Lebendigsein gehört, spielt mit, ganz von selbst, wenn Sie Ihr Knochengerüst bewegungsbereit halten und dann folgerichtig bewegen. Das haben Sie als Kleinkind instinktiv getan. Wir erfahren es jetzt dank Bewusstsein, Erinnerungsvermögen und zunehmendem Körpergefühl – schön langsam.«
- »Ihr Körper ist ein Meisterwerk der Schöpfung. Für die Dauer Ihres Auf-der-Erde-Lebens haben Sie ihn bekommen, und in den ersten Jahren haben Sie folgerichtig ganz einfach die dem Meisterwerk innewohnende Kraft in Bewegung gebracht.«
- »Es ist Ihr Körper, er ist Ihr Zuhause, unübertragbar und unverwechselbar Ihr Körper. Nur Sie haben ihn. Nur Sie spüren, fühlen und empfinden ihn. Nur Sie können ihn in Bewegung bringen. Und so können auch nur Sie ihn in Ordnung, in Haltung bringen, ihn setzen und stellen. Sie sorgen dafür, dass er mühelos und ein Leben lang Ihnen dient und gehorcht – seinen geschaffenen Funktionen entsprechend. Gehorcht der Körper seinen Funktionen, ist seine Harmonie hergestellt. Das überträgt sich auf das Körpergefühl und das Gemüt. Dieses Gesetz des Körpers ist für alle Menschen, aller Rassen und Religionen gleich. Es ist ein einfaches Gesetz.«

Für »Körpergefühl« setzte Corinne auch das Wort »Bewusstheit« ein und empfahl, immer wieder auf das Körpergefühl zu horchen, um sich seiner bewusst zu werden. »Dann wird der Körper durchlichtet – das ist aber noch nicht die ›Erleuchtung‹.«

»Drei über den Schmerz«

Mit diesen Worten meinte Corinne: »Den Schmerz aushalten und langsam bis drei zählen. Jammern und loslassen, zusammenfallen – und wieder anfangen. Das kommt Ihnen zugute, steigert Ihre Kräfte zur Mühelosigkeit hin. Wenn Sie jammern, werden Sie bald dabei auch lachen müssen. Das ist ein tolles Erlebnis, dass es Wehklagen und Lachen zugleich gibt.«

»Das ist ja kein richtiger Schmerz wie Hals- oder Bauchschmerz, sondern ein Ziehschmerz, weil die Muskeln und Gelenke arbeiten, die sonst nicht angespannt wurden, nichts tun brauchten. Ziehschmerzen sind absolut auszuhalten mit Gejammergelächter. Weil Sie wissen, dass sie sich nur so lange einstellen, bis sie funktionieren, wie es für sie und Sie vorgesehen ist. Ich habe das zum ›Alarmsirenengeheul‹ erhoben, weil etwas fehlt.«

An dieser Stelle merke ich, wie sehr die Übungen in unsere modernen Lebensgewohnheiten eingreifen. Denn von den vier menschlichen Temperamenten werden immer weniger der frohe und leichte Sanguiniker wie auch der begeisterte und feurige Choleriker gelebt, sondern überwiegend der traurige Melancholiker und der träge Phlegmatiker. Der Phlegmatiker liebt das Konsumieren, er mag Wellness, will gefüttert werden und unangestrengt durchs Leben kommen, geschweige denn, dass er einen Schmerz wollte. Er »hängt herum«: bloß keine Spannung, außer im Fernsehen und beim passiven Fußballschauen … Das klingt sarkastisch. Doch was nutzen alle Übungen, wenn die Basis, die Grundeinstellung fehlt?

Musikalische Entsprechungen

Ich gebe im Folgenden einzelne Sätze wieder, die Corinnes Neigung widerspiegeln, ihre Anschauung der Musik auf die Haltung und Spannkraft des Körpers zu beziehen.

Ihre bereits erwähnte Abneigung gegenüber dem üblichen Erlernen der Tonleiter drückte sie zum Beispiel auch so aus: »Der erste Ton einer Tonleiter ist der Grundton. Dann die einzelnen Töne bis zur Oktave. All das stimmt, aber etwas fehlt: die Beziehung zum Grundton. Immer in der Beziehung zum Grundton bleiben, sonst bleibt von der Tonleiterfolge nur der abgehängte siebte und achte Ton übrig, hörbar. Alle sechs anderen sind wie ausgelöscht. Es entsteht keine Harmoniemöglichkeit. Bringen Sie vom C die Folge C, D, E, F, G bis zum G. Dann A. Hören Sie, wie das A zum G zurückmöchte? Immer den Grundton ›halten‹. Dann das H. Und schon ist die ›Spannung‹ wie gerissen. Das H leitet unüberhörbar in den Grundton. Von der ganzen C-Dur-Tonleiter bleibt Ihnen nur das letzte H/C im Gehör, alle vorigen Töne sind wie verloren, nicht mehr da.«

In der körperlichen Entsprechung heißt die Spannung *Kopf, Becken, Schulter* (siehe die Abbildung »Körperbau als Kadenz«, Seite 50):

- »Den Grundton bildet die Fußhöhle, die Erde den Leitton, auf der er sein Leben verbringt. Der zweitwichtigste Ton, die Quinte, ist der Schulterbereich, in Spannung durch den Kapuzenmuskel abwärts gezogen, im Halt und in Aufgerichtetheit. Überspannungston ist der ganze Himmelsbereich, der auf den Schultern ›lastet‹ und mühelos abwärts zur Erde ›getragen‹ wird. Der Kopf ist die ›Über‹-Überspannung. Die Septime in Beziehung zum Grundton, also vom C das B. Der Kopf verliert jeden Halt, bleiben die Schultern nicht in der Spannung zum Grundton. Dabei immer erinnern, dass zum Grundton der Leitton, die Erde, gehört und nicht verlassen werden darf und kann.«
- »Wenn die Füße der Grundton wären, dann würde man oben entflattern.«
- »Der Grundton ist Anfang und Ende.«

– »Wird die natürliche Überspannung noch zusätzlich über›trieben‹, folgen Scheitern, Ins-Chaos-Stürzen, Leiden-Schaffen. Aus der Fülle, die in der Überspannung so reich ist, wird Fanatismus aus Enttäuschung, wird Krieg. Sollen wir dadurch einsehen, dass es nicht nur die Erde im Kosmos gibt? Dass unser Leben ein Vorher und Nachher hat und schon damit hier auf der Erde verbunden ist? Und unser Leben jetzt der Auftakt-Leitton ins nächste Leben ist?« Nach dieser Frage steht die in der Abbildung »Tonleiter« dargestellte Skizze.

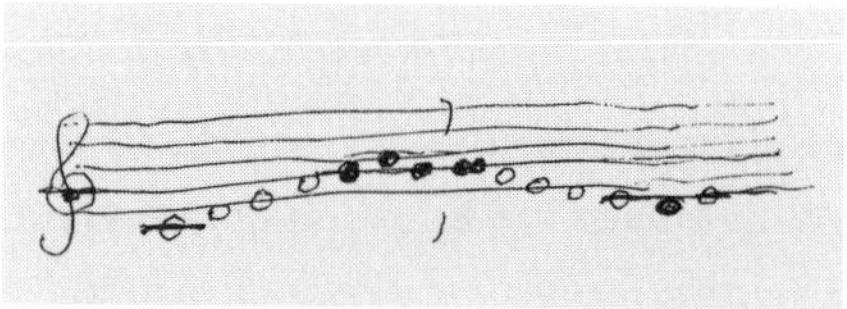

Tonleiter

– »Im Grundton bleiben. Vom Grundton bis zur Quinte spannen. Nicht Grundton, dann Quinte, sondern Grundton *und* Quinte!!!«
– »Die Zusammengehörigkeit muss wiedergeholt, muss bewusst werden …«
– »Zur Frage ›Wo ist der Sitz des Grundtons im menschlichen Körper?‹:
Wenn in der Fußhöhle, dann ist die Erde der Leitton, die Spannung, die Quinte die Schultern. Die Überspannung der Kopf.
Wenn im Becken: die Beine der Leitton, die Schultern die Spannung, der Kopf die Überspannung.
Wenn im Kopf, dann ist der ganze Körper Leitton.«
– »Im Grundton leben ist Liebe. In der Liebe bleiben, wohnen.«
– »Das Ich ist Ihr ›Grundton‹. Ihn können Sie Ihr Leben lang nicht verlassen. Ebenso wenig wie Ihre Körpergröße und Ihre charakteristischen Wesensmerkmale. Wohin Sie auch gehen, verreisen, Auto fahren und fliegen. Ihr Ich ist absolut beteiligt und bleibt in Ihrem Grundmaß, den Füßen zum Beispiel. Arme, Beine, Kopf, Hände. Sie bleiben an ihrem Platz. Nichts bekommt einen anderen Platz. Ihre Ohren werden nicht an die Waden versetzt, die Arme und Beine nicht vertauscht.«

- »Die drei Phasen: Spüren, Körpergefühl, Bewusstsein. Zuerst im Dreiklang hintereinander zunehmend. C wäre Spüren, dann C bis E, dann C–E–G. Danach alle zugleich im Dreiklang.«
- »Geburt, Kindheit, Jugend, Erwachsenenalter, Alter. Der Grundton: Sie selbst – und wie im Grundton der Musik schon seine Quinte, Terz und Septime mitklingen, so ist es auch in Ihrem Körper beschaffen. Bewegen Sie Ihre Arme, folgt Ihr ganzer Kreislauf und belebt Sie.«
- »Wie in der Musik: dem Grundton und dem Leitton der Tonfolge. Genau so ist es in der körperlichen Haltung. Auch sie ist funktional aufgebaut und unveränderbar. Sie können nicht die Schultern mit den Knien, dem Bein oder dem Arm vertauschen.«
- »Der ›Goldene Punkt‹ ist der Grundton der Quinte.«
- »Auch der Grundton-Dreiklang: Unser Körper ist das Instrument. Ich der Grundton. Die Quinte: Kopf mit Bewusstsein. Terz das Körpergefühl: Empfindung durch Bewegung: Seele. Terz = ›Herz‹.«

Die Pause

Nicht nur in der Musik, auch in den Übungen betont Corinne die Bedeutung der Pause. Damit nicht eine Übung die andere auslösche.

Wie in der Musik – in ihrer Schau der Oktave – ist es die Sieben und dann die Pause. Nicht die reine Wiederholung, sondern die Spannung zur Acht hin. Deshalb empfiehlt sie, manche Übung siebenmal zu machen. Darin verbirgt sich auch die Qualität der Zeit, die in der Zahl Sieben eingewoben ist.

In der Genesis heißt es: »Am siebten Tag vollendete Gott das Werk, das er geschaffen hatte, und er ruhte am siebten Tag, nachdem er sein ganzes Werk vollbracht hatte, und Gott segnete den siebten Tag und erklärte ihn für heilig.« Bedeutsam und aufschlüsselnd sind die Worte: »… und er ruhte.«

Energetische Wirkungen und kulturelle Hintergründe

»Bewusstheit und Körpervollzug können Wunder bewirken.«

Vom Knie und vom wahren Stehen

»… und stürzen sie ins Knien vor Tod und Leben,
so ist der Welt ein neues Maß gegeben
mit diesem rechten Winkel ihres Knies!«
Rainer Maria Rilke

Energetische Wirkungen

Die Füße und die Fußhöhlen

Der Fuß ist das Maß des Menschen und seiner Bewegung von Ort zu Ort. Man hielt früher den Fuß an die Sachen und verglich dadurch die Größenverhältnisse. Man spricht von »Vers*füßen*« und deren Ordnung.

»Darin lebt die Würde des Fußes«, heißt es bei Wilhelm Hausenstein, »von des Fußes regelnder Kraft … der Poesie und Prosa menschlicher Existenz. Der Mensch bewegt sich richtig und verbleibt in seiner menschlichen Ordnung, wenn er den Fuß nicht vergisst. Der Fuß bedeutet die erste eigentliche Aneignung der Welt durch den Menschen. Eine fremde Stadt erwirbt einer nur, wenn er sie abschreitet. Die Füße sind es, die den Grundriss einer Stadt am sichersten und klarsten nachzeichnen.«

Durch die Übung »einen Fuß und ein Bein« zu bilden, erkennen und erspüren wir die nun entstehende Grundordnung unseres Körpers. Wir gestalten einen Standpunkt, wenn beide Füße den kleinsten Raum einnehmen. Wir nehmen wahr, wie das Becken sich nach vorn wölbt, wenn sich aus den zwei Beinen »eines« bildet. In diesem Beckenraum steckt die Wirbelsäule wie eine Lanze. Sie hat, verbunden mit dem Kreuzbein, die Form eines Speers. Die Wirbelsäule wird nun geschmeidiger und kann sich aufrichten. Darin besteht die große Bedeutung der Fußhöhle, in ihrer Spannung und ihrer Verbindung zur Erde. Das darf in unseren Erlebensraum des Alltags immer wieder einbezogen werden.

Dadurch, dass wir einen *Stand*punkt beziehen und damit nur auf einem Punkt stehen, müssen wir ständig wach bleiben. Das weckt die Kraft des Gehirns und verweist auf das Wechselspiel zwischen der Wölbung der Fußhöhle und dem Schädelgewölbe (siehe die Abbildungen auf den Seiten 121 bis 123). Und wie die Abbildung des Schädels als Resonator auf Seite 127 zeigt, zwischen dem Gehen und dem Denken. Trotz all unserer oft überbetonten Geistigkeit bekommen wir durch die Füße und ihre Gewölbespannung einen verstärkten Kontakt zum Erdhaften. Allein schon der Druck, der sich auf wenige Punkte zentriert, verstärkt die Berührung. Die Spannkraft im Fuß musste der Mensch entwickeln, um auf nur zwei Füßen stehen zu können. Durch die Wölbung der Fußsohle kann der Mensch besser das Gleichgewicht halten als seine animalischen vierbeinigen Vorfahren. Es richtet innerlich und äußerlich auf, wenn wir das Spannungsfeld von der Fußhöhle bis zur Schädeldecke ins Bewusstsein nehmen.

Der Mensch ist nach Adolf Portmann »zu früh« geboren. Als stehendes und gehendes Wesen »gemeint«, liegt er zuerst und lange hilflos auf dem Rücken. Sein Sichaufrichten erfolgt »mit dem Kopf zuerst«. Erst danach folgen die anderen Bewegungen. Was uns die »Menschwerdung« des Kindes vormacht, spiegelt die Redewendung »von Kopf bis Fuß« wider. Und dies geschieht jeden Morgen im Willensentscheid, aufzustehen. Das ist ein Impuls aus der Ich-Kraft, kommt also vom Kopf her.

Es gibt zwei wesentliche Willensentscheidungen, die zusammengehören: Aufstehen gegen die Schwerkraft und durch das Nachgeben in die Knie bewusst in Spannung zu gehen. Wie die Abbildung auf Seite 65 zeigt, entsteht das uns bedeutsame Gehen nur, wenn wir in den Knien nachgeben.

Dazu Corinne: »Die Fußhöhle stimmt nur, wenn Sie Ihrem Körpergefühl vertrauen und in den Knien nachgeben. Sind sie ›durchgedrückt‹, nach hinten gespannt? Mag das Ihre Fußhöhle? Es stimmt nicht, dass Sie Ihre Knie nach hinten drücken, vielleicht sogar durchdrücken. Dann ist jede Bewegungsmöglichkeit zu Ende. Wollen Sie sich bewegen, dann müssen Sie Ihre Knie nach vorn holen.«

Durch die nachgebenden Knie kann die Wirbelsäule sich aufrichten und in Spannung kommen. Obwohl gerade, ist sie dennoch elastisch geblieben und schwingt in der ihr eigenen Spannung. Die nun »weichen« Knie machen die Bewegungen kraftvoll und tänzerisch.

Mit nachgebenden Knien federn Sie einen Stoß ab. Sind die Knie durchgedrückt, genügt schon wenig, damit Sie umfallen.

Das innere Kräftespiel

»Im Knie steckt Kraft.«

In mir erwachte der eingeübte Tragwerksplaner. Ich wollte das Kraftspiel erkennen, das in unterschiedlichen Haltungen den Körper in Spannung bringt. Dabei habe ich sehr vereinfacht und in der zeichnerischen Darstellung übertrieben. Gegen die Kraft der Gravitation müssen Sehnen und Muskeln ständig arbeiten. Der Mensch, der zu schwer oder falsch seine Last trägt – und er trägt immerzu sich selbst –, kann Schäden erleiden. Gewiss ist, dass er ständig Energie verbraucht. »Der menschliche Körper ordnet sich der Schwerkraft ein, aber nicht unter«, sagt der Anatom Johannes Rohen.

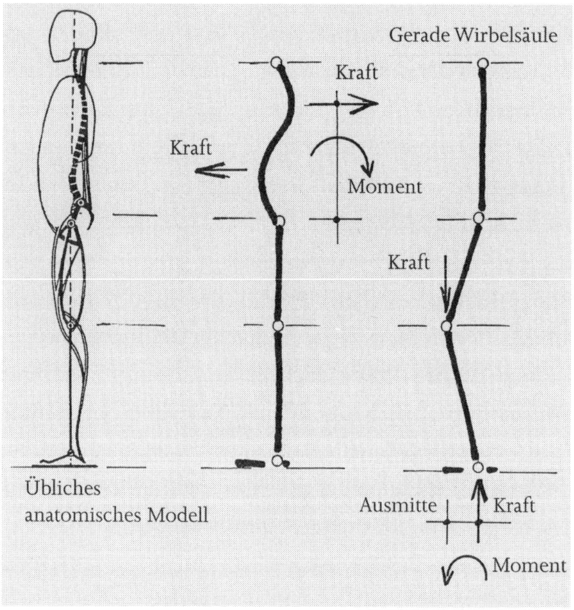

Statische Wirkungen

Wenn wir die Knie in gewohnter Weise durchdrücken, haben wir unvermeidbar ein Hohlkreuz. Das zeigt uns jedes Röntgenbild, bedeutet aber noch keine Krankheit. Das durchgedrückte Knie gibt uns die Illusion von Festigkeit. Es braucht Mut, nachgiebig in den Knien zu sein. Da verbindet sich mit dem Knie das in Vergessenheit geratene Wort »Demut«, das »Dien-Mut« meinte.

Da wir die Last von der Schulter her abtragen, entsteht ein Exzentrizitätsmoment – ein Fachausdruck aus der Statik –, das im Körper von Muskeln und Sehnen in ständiger Anspannung aufgenommen werden muss und zu den bekannten Verspannungen führt. Bleiben die Knie durchgedrückt, so muss, um die Last des Körpers aufzunehmen, die Säule seitlich gehalten werden. Und das bedeutet Muskelkraft im Oberkörper und erzeugt die uns vertrauten Beschwerden. Dort im Körper, wo doch die inneren Bewegungen wie Verdauen und Atmen ihre Ruhe und ihren elastischen Raum brauchen, findet diese »Arbeit« statt.

Wie kann man das ändern? Das eine ist das Nachgeben in den Knien. Das andere, die Bewegungen von der Hüfte aus zu machen und die Wirbelsäule nicht mehr zu krümmen. Die Wortwurzel »krank« verweist darauf, denn »krank« hat mit »krümmen« zu tun.

Die Bewegungsabläufe finden dann dort statt, wo sie von Anfang an gemeint sind: in den Beinen. Die inneren Bewegungen im Oberleib entfallen und geben – im wahrsten Sinn des Wortes – Raum für die eigentlichen Bewegungen des Magens und der Lunge. Durch die nachgebenden Knie kann die Wirbelsäule zu dem werden, was sie ist – eine Säule.

Dann aber entsteht ein Kräftespiel im Bein- und Hüftbereich und damit genau dort, wo es auch stattfinden soll – im »Gehapparat«. Dies ist für mich der Bereich unterhalb des Leibes.

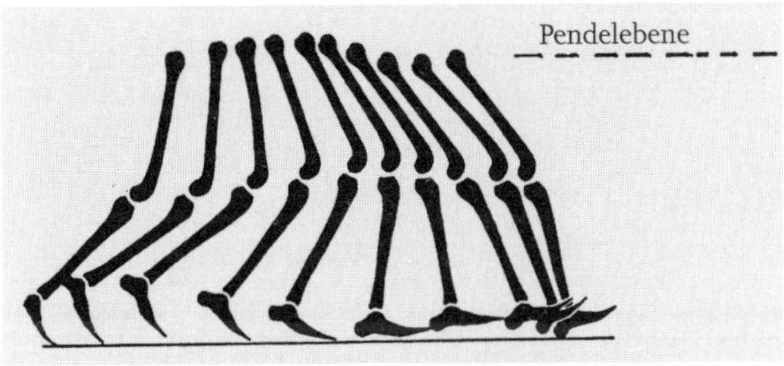

Der Pendelpunkt (nach Voss/ Herrlinger)

Die Professoren Giovanni Cavagna und Norman Heglund haben die Gesetze des Gehens erforscht. Sie beschreiben den menschlichen Gang als »umgekehrtes Pendel«. Das entspricht dem Pendelkörper, wie Corinne ihn beschreibt.

Das nachgebende Knie verlagert die im Körper immer vorhandene Spannung in den dafür vorgesehenen Gehapparat, als »tragende« Aktivität. Gegen die Kraft der Erdanziehung werden die Muskeln benötigt. Bei nachgebenden Knien verlagert sich das Muskelspiel in den Beinbereich. Der Oberkörper wird frei, offen und weit, die Schultern werden gegen die Haltekraft nicht mehr angehoben.

Das Grundgesetz, dass jede Bewegung ihre Gegenbewegung hat, gilt auch für den Körper. Sind die Beine starr, dann muss die Bewegung im Oberkörper stattfinden. Sind wir weich in den Knien, dann kann im Oberkörper die Ruhe sein, die von den inneren Organen zu ihrer Beweglichkeit im Raum gebraucht wird. Die stramme Haltung der Soldaten im Befehl des »Stillgestanden!« hält auch ein tapferer Soldat nicht lange aus. Deshalb heißt es dann bald: »Rührt euch!« Darum ist das

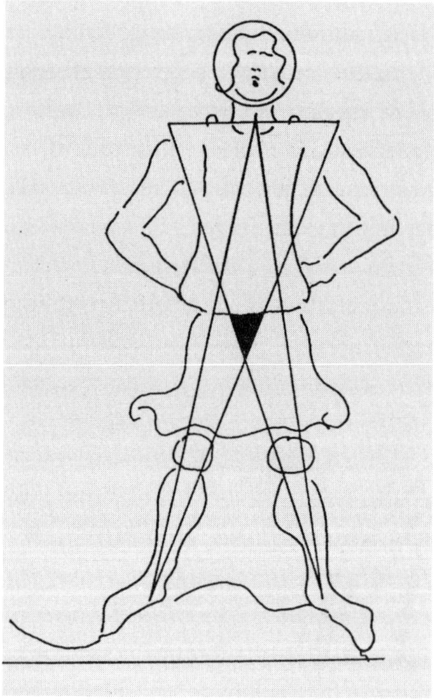

Betonung der Knie (aus dem Bauhüttenbuch nach Villard de Honnecourt)

Nachgeben in den Knien so bedeutsam. Man ist in Spannung und dennoch »weich«.

Erst wenn wir in den Knien nachgeben, können wir gehen. So ist in jedem Stehen schon der Impuls des Gehens und damit auch das Nachgeben in den Knien enthalten. Wir sind durch das Gehen in unseren zwei Bedingtheiten – in der Zeit und im Raum. Aus dem Stehen ent*steht* etwas – das Gehen und der Weg. Darin liegt der Kern unserer Frage »Wie geht es dir?«.

In dem Bauhüttenbuch von Villard de Honnecourt findet sich vielfach die Betonung des Knies. In der Abbildung links sind die Dreiecke von mir hervorgehoben.

Im Sitzen ragt das Knie in den Raum hinein. Es ist energetisch hochempfindlich, strahlt Energie ab, aber nimmt sie auch auf. Im Knie ist viel Energie gesammelt. Es ist wie die anderen Gelenke ein Engpass des Energieflusses und will darum durchlässig sein. Es gibt der Angst Raum. Darin sind Knie, Rücken und Nacken miteinander energetisch verbunden. Das Knie ist in der Kniekehle offen und wagt sich dennoch mit jedem Schritt in die Welt hinein, strahlt nach vorn aus. Im Wort »Kehle« klingt Nähe an zum Nackenraum und meint vom Wort her das »Verschlingen, Verzehren« – im Sinne von »Aufnehmen«. Auch beim Nackenraum ist es ein Aufnehmen von hinten und Äußern nach vorn. Nach vorn in der Kraft des Bekennens.

Das Knie ist wie die Stirn ein Ort des Mutes, denn dort ist man ganz offen und geht dennoch in die Welt, ins Neue, ins Unbekannte. Man spricht davon, jemandem »die Stirn zu bieten«. Wie das Knie, so strahlt

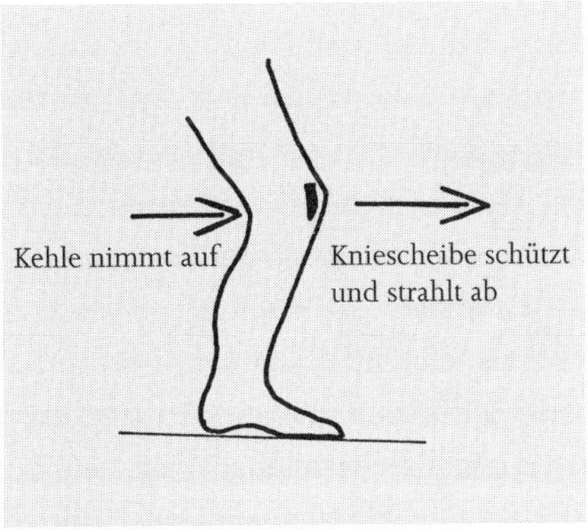

Nachgebendes Knie

auch die Stirn aus. Das Wort »Stirn« bedeutet vom Ursprung her auch »dreist« und »Strahl«.

Im Knie lagern sich Gifte ab. Je durchlässiger und damit beweglicher und bewegter die Knie sind, umso leichter können diese ausgeschieden werden.

Kulturelle Hintergründe

»Wahres Stehen heißt, in den Knien nachzugeben.«

Neben der Sprache und der Aufrichtung, die uns vom Tier unterscheiden, bedeutet Menschwerdung auch, im Knie nachzugeben. Beides ist in uns angelegt, aber beides will auch gelernt und erworben sein. Götter wurden früher mit geschlossenen Beinen dargestellt. Als die Griechen uns die Welt des Individuums offenbarten, erschien das Standbein in der Skulptur. Der Schritt wurde angedeutet. Der Mensch konnte Einzelwesen werden.

»Die frühesten griechischen Plastiken jubeln das in die Welt hinaus: dass man Knie hat!«, heißt es bei Gottfried Richter. »Wie glücklich sind nicht all diese Figuren, dass sie Gelenke haben. In Griechenland wird die Plastik geboren, die in sich selber ruht. Der Mensch ist jetzt Herr über die Welt dunkelwogender Gefühle und Empfindungen. Doch in jeder Gebärde liegt Gelassenheit. Dieses gelassene Freisein musste immer wieder errungen werden.«

Er weist hin auf die Starrheit der ägyptischen Plastik und auf die Unterordnung unter »einen« Pharao und »ein« gültiges Gesetz. Das wird im Griechischen aufgelöst, wo das Individuum etwas gilt und sich ausdrückt in der entstehenden Demokratie. Die Starrheit der geschlossenen Beinhaltung öffnet sich in die Welt hinein durch das Stand- und das Spielbein. Das geschieht im leichten Nachgeben des Knies. »Spielbein« – welch wundersames Wort fürs Menschsein!

Der rechte Winkel des Knies ist auch der aus- und aufrichtende, der richtende Winkel des Kreuzes. In der Astrologie steht das Knie für das Tierkreiszeichen Steinbock mit dem zugehörenden Planeten Saturn. Darin steckt Starrheit, aber auch altes Wissen und Weisheit. Aus altem

Wissen klingt es in unsere Zeit hinein, dass in der Kniebeuge eine besondere Kraft liegt und dass sie auch das Denken unterstützt.

Im rechten Winkel des Knies steckt die »Gerechtigkeit«. Das meint die Skulptur über dem Haupteingang des Stephansdoms in Wien. Da sitzt Christus in der Mandorla und entblößt sein linkes Knie. Er, der Recht spricht. Das Wort »Knie« ist mit den Worten für »gebären« und »Kind« verwandt. Früher war es üblich, in Kniestellung zu gebären. Für unser Thema ist die Gesetzesfolge aufschlussreich, wenn es heißt, dass der Vater das Kind dadurch anerkannte, dass er es aufs Knie setzte. Das Knie steht in seiner Urbedeutung also auch für die Geburt. »Knie« hat wie das Wort »Kind« und »König« seine Wurzel in der Wortgruppe um das »Gebären, Erzeugen«, aber auch im »Erkennen, Kennen«. Die große Bedeutung des Knies mag der Grund dafür sein, dass die Freimaurer früher bei der Begrüßung und als Erkennung je ein Knie aneinanderlegten.

Nach Franz Xaver Baier weist der liegende Buddha auf eine andere Lebensform hin. »Unsere christliche Aufgerichtetheit ist eine Position, die in allem ständig einen Gegner sieht, den man überwältigen muss. Deshalb hält sie uns in andauernder Alarmbereitschaft.«

Das durchgedrückte Knie deutet auf die männliche Starrheit des Westens hin. Diese Strenge erzeugt ein Gegenüber. Nachgeben in den Knien ist auch Demut und somit auch fürstlich. Welch innere Stärke hatten die Menschen, dass sie gern dienten und sich im Dienen würdig zeigten. Der Kniefall der Ritter vor der »thronenden« Angebeteten drückt es aus (siehe Abbildung). Dann sind die Herzen auf einer Ebene.

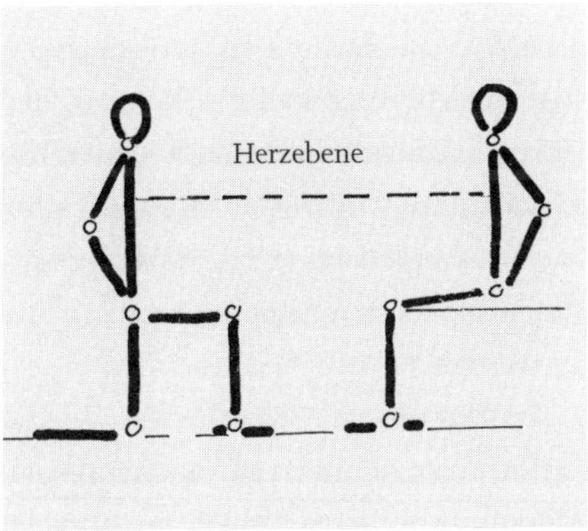

Kniefall

Mit jedem rechten Winkel dräut die Kraft der Explosion. Im Nachgeben in den Knien wird die Starre der Körperhaltung aufgehoben und weich, sodass der erste Schritt getan werden kann. Denn nur im soldatischen Stechschritt ist das Bein gerade. Jeder wahre Schritt beginnt im Nachgeben.

Die Beugung des Knies ist der körperliche Ausdruck dafür, dass es nicht nur »eine« Wahrheit gibt.

»... eindeutig sein geht auf Kosten der Wahrheit.«
C. G. Jung

In durchgedrückten Knien stehen zu bleiben, kann eine Ausdrucksform der Angst sein. Gehorsam einer einzigen Wahrheit und Dogmen gegenüber vermittelt dann eine scheinbare Sicherheit.

Vom Stehen

Vieles lernen wir in der Schule, doch nirgends das richtige Stehen. Das Stehen macht uns erst zum Menschen. So, wie wir stehen, so *steht es* um uns – elastisch oder unbewegt, hart oder weich, krumm oder gerade. Stehen ist eine ständige Verhinderung des Nach-vorn-Fallens. Man fällt aus dem Stehen in den Schritt hinein. Seitlich schwanken wir ständig wie ein umgekehrtes Pendel über unserem Standpunkt und suchen nach dem Gleichgewicht.

Gehen ist ein Fallen nach vorn, hinein in die Zukunft, verdichtend im Aufsetzen des Fußes mit der Ferse. Lösend vom Vergangenen, der Vergangenheit. Bekannt ist uns der »Hackengang« als ein Gehen aus der Vergangenheit heraus. Doch man klebt dann an ihr. Wenn die Zehen führen, geht der Weg in die Zukunft. Nach hinten sind wir offen im Nacken, Rücken und in der Kniekehle. Das Vergangene ist im wahrsten Sinne des Wortes vergangen, auch das Vergessene, an das es sich zu erinnern gilt. Ebenso darf das Unbewusste, das im Rücken sein Zuhause hat, stärkend ans Licht gebracht werden.

Wir können akzeptieren, dass wir durch Umwelteinflüsse und frühkindliche Erfahrungen »verformt« sind und erst mit Schmerzen lernen und leben dürfen, der Mensch zu werden, der wir ursprünglich sind. Das findet seine körperliche Entsprechung im Erlernen des Stehens. Wir müssen anerkennen, dass jedes Stehen in uns Spannung erzeugt. Das Nachgeben in den Knien verlagert die Spannung in einen bis dahin nicht »erarbeiteten« Körperbereich. Das erzeugt ebenfalls Schmerz. Wenn Corinne immer wieder davon sprach, »drei über den Schmerz« zu ertragen (siehe Seite 56), dann meinte sie, die Spannung so lange auszuhalten, bis es zur »Wohlspannung« kommt. »Das ist dann die wohltuende Quinte über Ihrem Grundton.«

Bei durchgedrückten Knien liegt die Last starr auf diesen Gelenken und beansprucht sie zu hoch. Geht man in die Knie, dann verlagert sich das Muskel-und-Sehnen-Spiel in den Bereich von Hüften und Beinen. Die Knie »federn ab« wie Stoßdämpfer. Im durchgedrückten Knie besteht die Gefahr, »auszuknicken«. Die bewusste »neue Haltung« hebt diese Gefahr auf.

Das Knien im Gottesdienst hat im Katholischen auch die Bedeutung der Buße und des Schuldbewusstseins. Das Stehen hat ursprünglich mit Ehrfurcht zu tun und meint im Katholischen auch die »Auferstehung« Christi. In der orthodoxen Kirche fordert der Priester zum Stehen auf, denn vor Gott soll der Mensch von aufrechter, aufrichtiger Wesensgestalt sein.

Wenn wir bedenken, dass wir das Mineralische, Pflanzliche und auch das Animalische in uns bergen, dann bekommen die Hände eine große Bedeutung. Sie sehnen sich nach der Erde. Die Beine wenden sich der Erde zu, indem sie nachgeben. Die Hände sind hochenergetisiert und strahlen von den Fingerspitzen bis zur Außenkante der Füße. Nur wenn wir diese Energiespur mit einbeziehen, dann stehen wir richtig und sind »ganz« mit der Erde verbunden.

Übung

Wir geben in den Knien nach, lassen die Hände bewusst locker sinken, atmen ein und machen uns auch in den Knien weicher, während die Handflächen nach unten zeigen. Das erzeugt Yin-Kraft in uns. – Pause.

Dann wenden wir die Handflächen nach oben und strecken sie dem Himmel entgegen. Dabei atmen wir aus und drücken jetzt die Knie durch. Das erzeugt Yang-Kraft.

Von der Hüfte und der Bedeutung der Gelenke

Energetische Wirkungen

»Stehen erfordert Wachheit, Aufmerksamkeit, Bewusstheit.«

Jedes Sichaufrichten ist ein Wachsen. Kommt es nicht zum Wachsen, dann kann der erforderliche Halt zum unerwünschten Festhalten werden – auch einer Idee oder einer Vorstellung.

Wir sind wie jede Pflanze im Stehen eingespannt in der Polarität des Wachsens und der Anziehungskraft der Erde. Als Mensch zuerst körperlich, zuletzt im geistig-spirituellen Wachsen. Stehen ist immerzu ein Spannungsfeld von Zug und Druck.

Weil uns die Aufrichtekraft nicht unmittelbar gegeben ist, sondern erworben sein will, ist sie auch verformbar. Deshalb drückt die Haltung das innere Gemüt aus. Das Aufrichten ist auch ein Sich-gewahr-Werden. Ist Wahrheit an sich. Ist Aufrichtigkeit.

Kreuzschmerzen und Kreuzbein verweisen auf die beiden Kreuze, in die wir gestellt sind. Dabei ist das untere Kreuz aus Wirbelsäule und Beckenmulde in unserer christlichen Kultur vernachlässigt, wie es der fehlende untere Balken in der Abbildung des orthodoxen Kreuzes auf Seite 75 zeigt. Dabei liegt im Becken der Urgrund, aus dem wir hervorwachsen. Sinnlichkeit und Sexualität wurden durch die kirchlichen Institutionen nicht gewürdigt und mindern unsere Lebenskraft. Das wirkt sich auch auf unsere Haltung aus. Es fehlt dem Kreuzbein im wahrsten Sinne die Verwurzelung im weiblichen Urgrund. Der Lebensbaum hat oft keine Wurzeln mehr. Wir sind auch dort entwurzelt.

»Das Herz schlägt ohne unser Zutun«, schreibt Erwin Straus. »Die aufrechte Haltung, Stand und Gang sind uns als Möglichkeit gegeben. Wirklich werden sie erst durch unser eigenes Bemühen. Die aufrechte Haltung ist eine Leistung. Im Aufrichten gewinnt der Mensch einen Stand in der Welt, er kann sich selbständig verhalten. Daher der Beruf-stand, der Ehestand.«

Die wichtigste Veränderung durch die Übungen geschieht, wenn wir künftig bewusst die Bewegungen um die Hüfte herum vollziehen. Corinne nennt es den »Goldenen Punkt«, der in Höhe des Steißbeins liegt. Dieser Punkt ist musikalisch gesehen ein Grundton. Von dort und nur von dort kommen künftig die Bewegungen.

Man krümmt sich dann nicht mehr, wenn man eine Schublade aufzieht, sondern beugt sich um die Hüfte – und die Bewegungen werden schöner. Durch die Bewegungsabläufe um die Hüfte behält das Rückgrat seine Aufgerichtetheit. Die Bewegungen finden dann über die anderen Gelenke statt, die als Engpässe des Energieflusses nun mehr benutzt und dadurch durchlässiger werden. Wer jemals einen Bach betrachtete, weiß um die Intensität des Wasserlaufs dort, wo die Verengung ist. Werden die Gelenke mehr benutzt, dann fließt die Energie im Körper nicht nur leichter, dort kann sie auch leichter »informiert« werden. Im Negativen, wenn dort die Markenzeichen der Modemacher sind. Im Positiven, wenn dort, wie in der Armbeuge, ein homöopathisches Mittel eingerieben wird. Durch den leichteren Energiefluss können zudem Fehlinformationen schneller abgeleitet werden.

»Die Aufrichtung begünstigt die Gehirnbildung«, heißt es bei Friedrich A. Kipp. »Es ist ein Sich-der-Welt-Gegenüberstellen. Der Mensch wird sich als Eigenwesen bewusst. Selbst und Welt, Subjekt und Objekt. Es entsteht Vergleichen und Unterscheiden, Ordnen und Urteilen.«

Jede Verneigung ist eine Ehrung des anderen. Aus der eigenen Würde heraus wird sie zu einer energetischen Erhöhung. Sie ist nach der Abbildung des harmonikalen Gesetzes auf Seite 76 eine Oktavierung. Die Verneigung ist mehr als eine »musikalische« Oktavierung, sie ist Erhöhung, denn sie meint die Verbeugung vor dem Göttlichen. Die Bewegung um die Hüfte mit geradem Rücken, manchmal mit dem Handrücken am Kreuzbein, so sieht man in noblen Restaurants den Ober sich beugen. Auf der Straße erlebte ich einmal, wie ein wohlgekleideter Mann einem Bettler eine Münze in den Hut gab. Er warf sie nicht, sondern beugte sich und würdigte dadurch ohne Worte das Menschenbild im Bettler.

»Im Beckenraum sind nicht nur symbolisch, sondern auch nervenmäßig die kollektiven Kräfte des Menschen zentriert«, schreibt Alfons

Rosenberg. »Hier ist der Bereich des Triebhaften, Unbewussten und Archetypischen. Hier treten auch jene Nervenpaare aus dem Rückgrat hervor, welche Darm- und Geschlechtsfunktionen sowie die Motorik der Beine regulieren.«

Kulturelle Hintergründe

> »Es ist viel Raum um den aufrechten Menschen.«
> *Erwin Straus*

Schon im Alten Testament spielt die Hüfte eine wichtige Rolle (Genesis 32, 23–33). Es ist der Kampf Jakobs mit Gott, der für die Menschwerdung steht. Ich fasse die für uns wichtigen Stellen zusammen:

»Als er nur noch alleine zurückgeblieben war, rang mit ihm ein Mann [Gottes Engel], bis die Morgenröte aufstieg. Als der Mann sah, dass er ihm nicht beikommen konnte, schlug er ihn aufs Hüftgelenk. Jakobs Hüftgelenk renkte sich aus. Der Mann sagte: Lass mich los, denn die Morgenröte ist aufgestiegen. Jakob aber entgegnete: Ich lasse dich nicht los, wenn du mich nicht segnest. Jener fragte: Wie heißt du? Jakob, antwortete er. Da sprach der Mann: Nicht mehr Jakob wird man dich nennen, sondern Israel [Gottesstreiter]; denn mit Gott und Menschen hast du gestritten und hast gewonnen. Dann segnete er ihn.« Weiter heißt es im Text: »Jakob hinkte an seiner Hüfte, als er weiterzog. Darum essen die Israeliten den Muskelstrang über dem Hüftgelenk nicht bis auf den heutigen Tag; denn ER [Hervorhebung durch den Autor]) hat Jakob auf den Hüftmuskel geschlagen.«

Diesen Weg der Aufrichtung und damit der Menschwerdung finden wir auch in der alten Erfahrungswissenschaft der Astrologie wieder. Dort wird jedem menschlichen Organ oder Körperteil ein Tierkreiszeichen zugeordnet. Für die Hüfte ist es der »Schütze«, das Zeichen mit der großen Sehnsucht nach Transzendenz. Früher wurde der »Schütze« auch als Kentaur dargestellt, das Wesen mit einem Pferdeleib, aus dem der menschliche Oberkörper herauswächst.

Die Aufrichtung als Menschwerdung finden wir zudem in der Gralslegende, wenn es von König Arthur heißt, er sei durch einen Wurfspeer an beiden Hüften verwundet. In einer nicht heilenden Wunde, die ihn ständig zum Wachsein fordert.

Aufrichtung ist fortwährender, wenn auch unbewusster Lebenskampf. Man betrachte einmal lediglich das Knochengerüst. Erst das Spannungsspiel von Muskeln und Sehnen ergibt die Haltung. Es fiele sonst sofort in sich zusammen. Und das ist Spannung, ist Kraftansatz. Ist das Wechselspiel von Druck und Zug im Leib.

Die Hüfte ist die eigentliche Bewegungsebene des Menschen und steht für das, was ihn besonders auszeichnet – auf einer Lebensreise zu sein. Wir finden die Bedeutung der Hüfte symbolisch wieder im schräggestellten Balken des orthodoxen Kreuzes (siehe Abbildung).

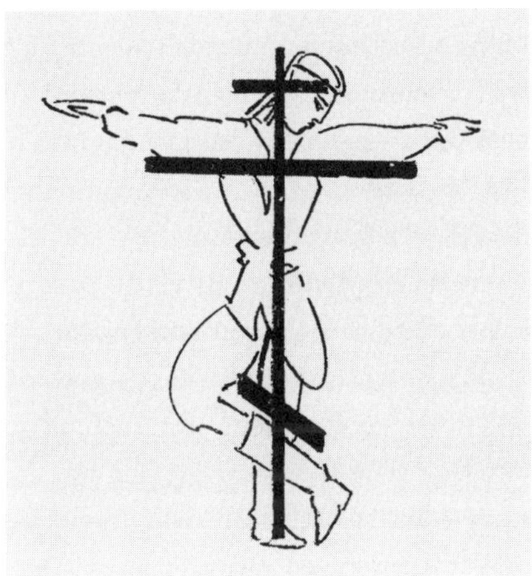

Orthodoxes Kreuz
(nach Wosien)

Das uns vertraute Kreuz ist stark männlich geprägt und bekommt im orthodoxen Kreuz erst durch die Schrägstellung – gemeint ist die bewegliche Hüfte – und durch den Querstrich in Höhe der Stirn seine Harmonie von Yin und Yang und ist dann polar ausgeglichen. Das lässt sich radiästhetisch messen.

Es ist ein wundersames Gesetz, dass sich der wohlgestaltete Körper, wenn er sich um die Hüfte beugt, musikalisch oktaviert. Und damit erhöht. (Zur Harmonik finden Sie weitere Hinweise in meinem Buch »Räume der Kraft schaffen« ab Seite 196.)

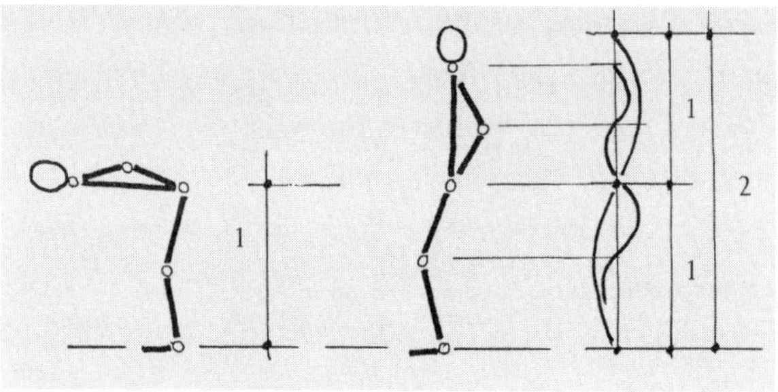

Harmonikales Gesetz

Die Hüfte ist die Achse zur Menschwerdung. Und das Kreuzbein fördert das Individuum. Warum heißt es so? Wir werden Mensch, wenn wir aufgerichtet den Kapuzenmuskel mit dem Kreuzbein verbinden und die Last und das »Joch der Schultern« im Schmerz des Kreuzes, im »Bein des Kreuzes« aufnehmen. Das meint: »das Kreuz auf sich nehmen«, das der Mensch als Urgestalt in sich trägt. Nicht als Leidensgeschehen, sondern weil es seiner Gestalt eingeschrieben ist. Als Ergänzung hierzu möge dienen, was als Form aus den Händen in den Abbildungen auf Seite 116 bis 118 beschrieben wird, wo die Spannung zur Mudra führt, die auf das Kreuzbein anregend wirkt.

Wenn das Kind heranwächst, verlagert sich der Schwerpunkt vom Kopf- und Brust- in den Beckenraum. Dadurch wird die Aufrichtung ermöglicht. Das verweist jedoch auch darauf, dass im Wachstumsalter die größte Formgebung, aber auch die größte Verformbarkeit gegeben ist. Darin liegt der Ursprung des Worts »Erziehung«: jemanden dahin zu »ziehen, ›wohin‹ der Mensch und die Person ›gemeint‹ ist«.

Aufrichtung ist ein Willensakt. Die Pflanze wird vom Licht der Sonne aufgerichtet, der Mensch aus seinem »inneren« Licht, seiner Ichkraft. In unserer Zivilisation ist die Willenskraft verkümmert. So kann es nicht verwundern, dass es so viele unaufgerichtete Menschen gibt.

Übung

Die Aufrichtung als Menschwerdung darf man einmal selbst bewusst nacherleben, indem man in die Position des Tiers geht und sich von dort her aufrichtet.

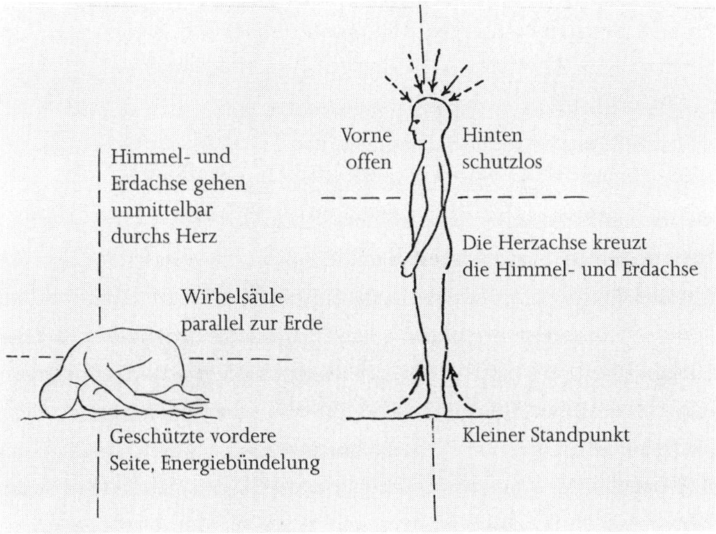

Vom Standpunkt

»Bei den Tieren ist die Körperachse und die Richtung der Fortbewegung identisch«, heißt es bei Kipp. »Der Kopf ist vorgelagert, die Triebe und Instinkte sind auf den zielgerichteten Raum bezogen.« Begeben Sie sich in die Sicherheit, in der man sich auf »allen vieren« vorfindet, in den Schutz aller Sinnesorgane und der verwundbaren Vorderseite. Der Rücken ist dem Himmel und nicht der angreifenden Umwelt zugewandt. Aber die Freiheit der beiden Hände fehlt.

Dann kommt das Aufstehen bis hin zum schwankenden, immer wachen Zustand des Stehens über einem Standpunkt. Aufgerichtet sind die verwundbaren, offenen, weichen Bereiche in die Welt gestellt. Um sich »offen« zu zeigen und zu leben, bedarf es des Schutzes durch den harten Rücken mit seinem Knochengerüst.

Von der Wirbelsäule und dem Energiefluss

»Die Wirbelsäule ist nicht zum Aufrechtstehen geschaffen. Wir haben Mühe, die senkrechte Haltung einzunehmen, die uns erst zum Menschen macht. Der ganze Lebenskampf besteht im Aufrichten der Wirbelsäule.«
Alfred Tomatis

Energetische Wirkungen

Von der Schönheit »der Garbo« schwärmt Keith Johnstone: »Was die Garbo hatte, war ein Körper, der etwas mitteilen und empfangen konnte. Von ihrem Rückgrat hätten die Menschen schwärmen sollen: jeder Wirbel einzeln und lebendig, sodass Gefühle hinein- und herausfließen konnten. Was sie empfunden hat, fühlten auch die Zuschauer, schien vom Gesicht zu kommen, doch war es der Ausdruck ihres Körpers.«

An der Wirbelsäule verlaufen parallel die großen Nervenstränge. Sie werden angeregt durch die aufgerichtete, unter Spannung stehende Wirbelsäule. Die Wirbelsäule »wirbelt« die Energie im Auf und Ab. Sie ist also eine Säule, die um*wirbelt* wird. Durch die gerade gerichtete Wirbelsäule wird ihre Schwingung erhöht und teilt sich intensiver den parallel verlaufenden Nervensträngen mit. Die Wirbelsäule ist das Schutzorgan für das eingeschlossene Rückenmark. Darum hat ihre Haltung unmittelbare Auswirkungen auf die Organe.

Das Besondere an der menschlichen Wirbelsäule liegt darin, dass sie doppelt gekrümmt ist. Ihre Ähnlichkeit zur Sinuskurve deutet auf eine Schwingung hin. Deshalb sprach Corinne vom Klang des Körpers. Man solle sich die Wirbelsäule wie eine Saite auf der Gitarre vorstellen. Wenn sie nicht gespannt ist, dann schnarrt sie nur. Ist die Saite in ihrer eigenen Gespanntheit, dann hat sie ihren ureigenen Ton. Die Wirbelsäule wird durch die Spannung in ihrer Grundform nicht starr, sondern schwingt bei jedem Schritt, aber eben im Klang. Die Abbildung

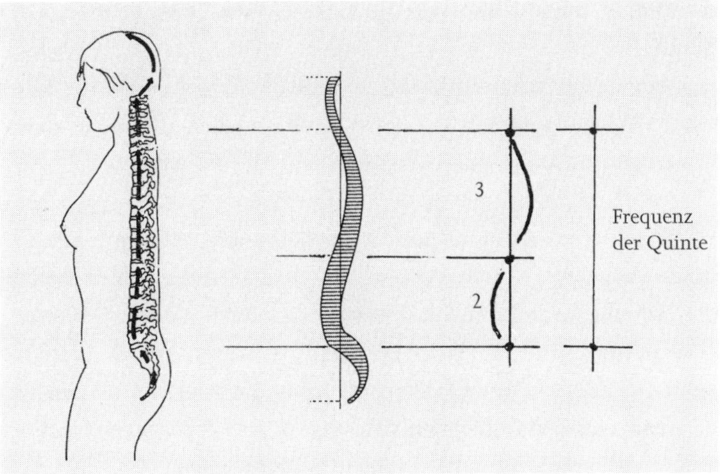

Die Wirbelsäule als Saite

zeigt den Wendepunkt der Wirbelsäule. Das Verhältnis ist zwei zu drei und damit musikalisch das Intervall der wohltuenden und heilenden Quinte. Auf die Quinte weist Corinne immer wieder hin. Lange habe ich behauptet, nur der Mensch habe eine doppelt gekrümmte Wirbelsäule. In der Literatur fand ich aber, dass sie auch den Wirbeltieren Känguru und Giraffe zu eigen ist.

Durch die Spannung der Wirbelsäule entsteht eine höhere Eigenschwingung. Es ist eine senkrechte Schwingung, die in den Raum »klingt« und energetisch ordnet und erhöht.

Das ist die Wirkung durch einen aufgerichteten und dadurch aufrichtigen Menschen. Nach Friedrich Weinreb steht im Hebräischen das Wort *ezem* für »Knochen« und für das »Selbst«. Das Knochengerüst ist identisch mit dem Begriff des »Selbst«. Die Knochen im Leib sind also das Selbst.

Die Wirbelsäule ist in ihrer Form wie eine Schwingungskurve. Sie entspricht und wirkt dadurch als ganz bestimmte Energie. Gerade gestellt und dadurch gespannt wie eine Saite, klingt sie im Grundton der Person. Man darf daraus das Wort »Person« aus dem Ursprung *personare* als »durchtönen« entdecken. Dann klingt durch einen aufgerichteten Menschen sein ganz persönlicher Ton Gottes. Jeder Schritt bringt die Wirbelsäule zum höheren Schwingen, weswegen das müßige Gehen das Denken anregt (dazu mehr im Kapitel »Vom Gehen« am Ende des Buches).

Man spricht dann zu Recht von der »Ausstrahlung« eines Menschen. Wer mit Sensoren wie der Winkelrute arbeitet, kann sie durch den sogenannten »Reaktionsabstand« messen (siehe hierzu Seite 86). Man wird erkennen, wie die pure Aufgerichtetheit den Energiekörper vergrößert. Diese ausstrahlende Energie hebt auch die Energie eines anderen Menschen auf unbewusster Ebene an. Das ist der »soziale« Effekt der Haltung. Auch das lässt sich beweisen, indem man den Reaktionsabstand eines Menschen misst, der einen anderen ansieht. Der steht zuerst in gewohnter Haltung, dann gekrümmt, als ob er Bauchschmerzen hätte. Danach dann königlich voll aufgerichtet. Die Unterschiede im Reaktionsabstand zeigen die Wirkung der Haltung auf.

Durch die einzelnen Wirbel ist die Wirbelsäule ein instabiles System, das nur durch die Spannung zur Säule wird. Durch die übliche Haltung mit durchgedrückten Knien ist sie zu stark doppelt gekrümmt. Zur geraden Säule wird sie nur dann, wenn wir bewusst in den Knien nachgeben und das Spannungsfeld von Zug und Druck über den Kapuzenmuskel ansetzen.

Kommt die Wirbelsäule unter Spannung, wird sie zur energetischen Antenne und für die Wahrnehmung von Raum und Mensch ein sehr fein reagierendes Instrument. Auch die intuitive Wahrnehmung verfeinert sich. Je gerader die Wirbelsäule ist, umso leichter fließt die Energie. Umso klarer werden die intuitiven Wahrnehmungen, umso eindeutiger feinstoffliche Messungen wie das radiästhetische Muten, umso sensitiver wird die Raumerfahrung.

> »Die Wirbelsäule ist die Antenne zur klaren Intuition.«
> *William Spears*

Wenn die Wirbelsäule nicht schwingt, dann lagert sich all der seelische Müll in der Hüftebene und dem Nacken an, und das führt zu Spannungen. Wer dagegen Standpunkt bezieht, ist wie ein geöffneter Kelch nach oben: aufgerichtet zwischen Himmel und Erde und über seinen Standpunkt ins Kosmische hin geöffnet. Dann kann in den Menschen etwas »*einfallen*« – der *Einfall*.

Wirbelsäule und Atmung

Das Gleichgewicht im Körper und damit die Ausgewogenheit der Wirbelsäule ist auch bedingt von der Ausgewogenheit in den Füßen, im Beckenraum, dem Augenpaar und dem Mundraum. Kieferorthopäden stellen deshalb ihre Patienten vor ein an die Wand gemaltes Kreuz, um die Abweichungen der Wirbelsäule zu erkennen und dadurch die Winkel im Gebiss zu kontrollieren. Nur dann gelingt die Arbeit am Kiefer, wenn die Schiefstellung des Körperkreuzes erkannt ist. Die Verbindung zum Kiefer kann man erkennen aus dem Spannungsfeld zwischen Fußhöhle und Schädelgewölbe. Das Kinn und der Unterkiefer sind der Ort des Willens und damit der Aufrichtekraft.

Die Kieferorthopädie weist auch darauf hin, dass Atmung und Haltungsschäden an der Wirbelsäule sogar zur Veränderung der Gesamtpersönlichkeit führen können. Zu unserem Thema kann nur das Wesentliche angedeutet werden. Die alleinige Arbeit an der Wirbelsäule genügt nicht. Es ist erforderlich, den Atem mit einzubeziehen (siehe dazu die Übung auf Seite 71). »Die Wirbelsäule korrespondiert in ihrer ganzen Länge anatomisch und funktionell mit allen an der Atembewegung beteiligten Muskeln«, sagt Fritz Bahnemann und folgert daraus, dass die Atmung durch den offenen Mund vermieden werden sollte – besonders in der Jugendzeit, wenn das Knochengerüst noch formbar ist.

Die Wirbelsäule als gerader Stab

Die Wirbelsäule will als gerader Stab wirken. Es ist hilfreich, sie wie ein einziges Glied des Körpers zu visualisieren. Die »Gelenke« sind die Hüfte und der Nacken. Die Tatsache, dass die Wirbelsäule sich biegen und krümmen lässt, ist lediglich die Herausforderung, sie selbst als Säule zu gestalten. Das ist *Gestalt*gebung. Es verstärkt den körperlichen Vorgang, wenn wir uns die Wirbelsäule wie die griechischen Tempelsäulen vorstellen, deren einzelne Steine ohne Klebemörtel aufeinandergestellt sind und nur standhalten, wenn sie aufrecht stehen.

Die Wirbelsäule lässt sich als Stab erfassen, indem man sie vom Becken her schwanken lässt.

Corinne wetterte gegen die Autositze, die den Rücken krümmen. Sie empfahl, ein Kissen in den Knick des Sitzes zu legen, gefüllt aus Kastanien, weil sie beruhigen.

Man sollte auch nicht einseitig tragen, »… den Rucksack gar, so herrlich lässig«.

Übung

Die Wirbelsäule ist als »Stab« nachgiebig. Eine gut hierzu passende Übung erlernte ich bei Samuel Bartussek. Er nennt sie »Katzenbuckel« und »Hängebauchschwein«. Dabei wird die Wirbelsäule wie eine Saite schwingend über ihre ganze Länge angeregt.

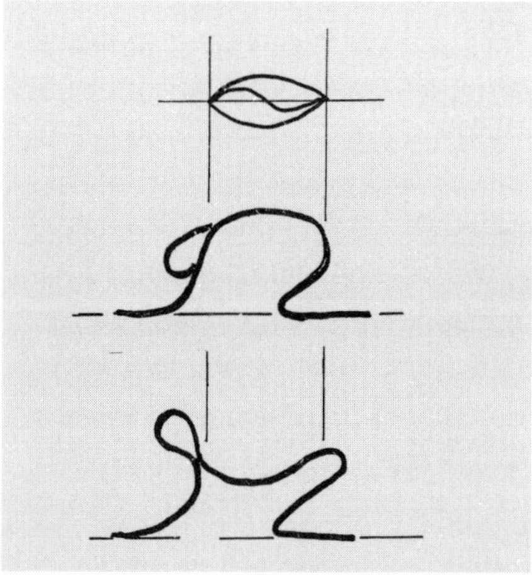

Katzenbuckel

Gehen Sie vom Kreuzbein her Wirbel für Wirbel aufwärts und sehnen und dehnen Sie jeden Wirbel gen Himmel. Dann lassen Sie im Hals nach, und das Kinn liegt an der Brust.

Pause.

Nun senkt sich vom Kreuzbein her jeder Wirbel schwer hinab, bis der Bauch durchhängt und der Kopf sich heben will.

Pause.

Wenn das eingeübt ist, kann es mehrfach schwingen wie eine Welle.

Kulturelle Hintergründe

> »Im Aufrichten gewinnt der Mensch einen Stand in der Welt; er gewinnt die Möglichkeit, die Welt und sich selbst zu gestalten.«
> *Erwin Straus*

In der Geomantie spricht man von der »Axis Mundi«. Das meint die Achse zwischen Himmel und Erde, welche die kosmischen und irdischen Kräfte verbindet. Durch diese Achse strahlt Kraft in einen Ort ein. An solche Orte wurden früher die Kirchen und Tempel gesetzt. Im Sinne einer kraftspendenden Akupunktur. Es meint auch das jeweilige Zentrum der Welt. In der Maya-Sprache gibt es ein erstaunliches Wort, das die Wirbelsäule und die Weltenachse verbindet. In einer alten Inkasprache hat die Wirbelsäule noch andere Bedeutungen: »etwas, was stützt«, »Stock, Stab«, aber auch »Erdachse«. Die Wirbelsäule ist energetisch die Verbindung zwischen Himmel und Erde und damit bildlich gesprochen die Säule, die den Himmel trägt. Der Mensch ist das Wesen, das Himmel und Erde verbindet. Und das die Einheit trennt, damit sich Gott seiner selbst bewusst wird. Dies findet sich in der großen Gebetshaltung wieder, den sich zum Himmel öffnenden Armen.

Die Wirbelsäule verbindet die Materie mit dem Geist. Sie kann auch mit dem Speer des Erzengels Michael gleichgestellt werden, der mit der Lanze das Dunkle, die animalische Kraft bannt. Er tötet nicht, sondern aktiviert und verwandelt die Kraft. Auf »Drachenlinien«, die sich über die Erde ziehen, stehen sakrale Bauten. Wenn wir uns die Wirbelsäule ansehen und das Kreuzbein mit einbeziehen, dann sieht sie wie eine Lanze aus, die im Beckenraum steckt, dem Ort der Lebenskraft. So kann man den Menschen als wandernde »Axis Mundi« ansehen.

> »Michaels Kampf mit dem Drachen versinnbildlicht das Zukunftsideal des Menschen: ein Michael, ein Drachenbesieger zu sein.«
> *Rudolf Steiner*

Es gibt eine Ikone, auf der Michael nicht einen Drachen bannt, sondern eine amorphe, ungestalte Masse.

Die Wirbel*säule* ist ein Bauelement. Eine klassische Säule hat eine Basis und ein Kapitell. Das Kapitell hat seine Wortwurzel im lateinischen *caput* und bedeutet »Kopf«. Die Abbildung auf Seite 123 zeigt den »atmenden Leibraum«. Die Basis ist das Becken. Beide »Schalen« atmen in leichter Vibration miteinander.

Und heute?

Bei Schmerzen und Krankheiten der Wirbelsäule wird vielfach von einer Zivilisationserscheinung gesprochen. Ihre vielen Schäden haben ihre Ursache jedoch nicht nur in unserer unnatürlichen Lebensführung wie dem vielen Sitzen und wenigen Gehen. Sie sind auch seelisch und geistig bedingt. Wir leben in einer Welt der Überinformation und der geschwätzigen, die Wahrheit verzerrenden Medien. Es ist eine unaufrichtige Zeit, und die Schmerzen an der Wirbelsäule sind ihre Entsprechungen. Es ist kein Wortspiel, wenn die Aufrichtung mit der Aufrichtigkeit gleichgesetzt wird. Auch will dieses technische Zeitalter lieber Menschen, die gut an die Maschinen und die sozialen Gegebenheiten angepasst sind. Freie und selbständige Menschen sind dazu weniger geeignet. Deren Souveränität drückt sich in einer aufgerichteten Haltung und einem eindeutigen Standpunkt aus. So traut man sich schon beim Heranwachsen nicht, über die Masse hinauszuragen und sich von Kindheit an ganz aufzurichten. Man macht sich klein und unauffällig.

Das liegende Kleinkind hat noch kein Hohlkreuz, das erst durch das Aufstehen entsteht. Stehen zu lernen bedeutet, anzuerkennen, dass wir unter Spannung stehen. Wir gehen dann in das Kreuz, das wir sind – und das ist auch Schmerz. Ein Kreuzschmerz im wahrsten Sinne kann es werden, wenn das Joch, das wir tragen, nicht zur Lebenssteigerung gewandelt wird. Wie wir bei der Hüfte gezeigt haben, ist die Aufrichtung eine Bewegung der großen Sehnsucht nach Transzendenz. Die Annahme des Schmerzes in seiner wandelnden Kraft und seiner Würde ist im Easy Way of Life des Konsumierens nicht angesagt. Es ist nur scheinbar eine Erleichterung, wenn wir bei Bewegungen die Wirbelsäule krümmen, statt sie als Säule zu neigen, zu *ver*neigen.

> »Die Gerechten, das sind die Aufgerichteten. Das letzte Gericht meint nicht Strafe, sondern letzte Auf- und Ausrichtung.«
>
> *Corinne Möhring*

Die Wirbel sind wie locker übereinander verlegte Steine, die in der Überwindung der Schwerkraft die Last der Materie übersteigern, sie erhöhen. Das ist Inkarnation. Jedes morgendliche Sichaufrichten ist eine Inkarnation. So ist auch jeder Hausbau ein Weg der Inkarnation. Die eigenschöpferische Menschwerdung besteht darin, sich zur geraden Säule zu machen. Das gelingt nur, wenn wir in den Knien nachgeben. Nachgeben als Hingabe ans Göttliche widerspricht unserer Selbstherrlichkeit, die sich ja beispielsweise bis in die Gottähnlichkeit der Gentechnik austobt.

Übung

Wenn Sie sitzen, dann richten Sie Ihre Wirbelsäule vom Becken her auf und schwanken vom dort eingespannten Kreuzbein wie ein umgekehrtes Pendel hin und her. Dadurch können Sie immer feiner in der Bewegung werden und Ihre Achse, Ihr Lot besser erfahren. Im Stehen schwanken Sie um Ihren gefundenen Standpunkt.

Vom Rücken und seinem Geheimnis

Energetische Wirkungen

> »Im Rücken liegt das Geheimnis des Menschen, das nie Gesehene, das Unbekannte.«

Der Mensch ist von einem unsichtbaren Energieraum umgeben. Wir spüren ihn, wenn uns jemand zu nahe kommt und dadurch in diesen unseren Raum eintritt. Wir weichen dann zurück. Es ist der Raum, den wir messen können.

Das Messen des Reaktionsabstands

Aus einem Baumarkt besorgen Sie sich einen Schweißdraht oder Messingstab, der einen Meter lang ist. Halbieren Sie ihn und biegen Sie jeweils einen Schenkel rechtwinklig ab (siehe Abbildung).

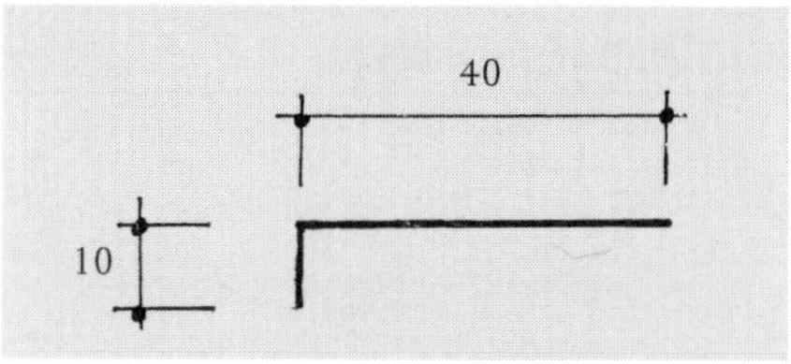

Die Winkelrute

Nun werden die beiden Stäbe locker und parallel gehalten, doch berühren sich die Hände nicht, damit ein Spannungsfeld erzeugt wird. Die Stabspitzen sind leicht geneigt. Wenn Sie auf einen Menschen zugehen, werden die Stäbe sich in einem bestimmten Abstand öffnen, manchmal auch verschränken, weil der abstrahlende Körper nun wirkt. Es geht anfangs nicht darum, die Größe des Abstands energetisch zu werten, sondern die Unterschiede zu vergleichen. Üben Sie zuerst an einer Wand. Was Sie dann messen, ist die Rückstrahlung Ihrer eigenen Ausstrahlung. Je mehr Sie üben, umso eindeutiger wird das Ergebnis. Manchen Menschen gelingt das Messen nicht. Das kann verschie-

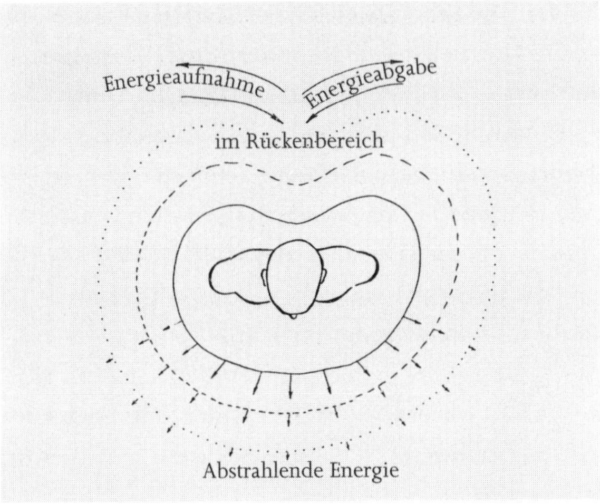

Rücken
und Umraum

dene Gründe haben: von Verspannungen über Skepsis bis dahin, dass es gar nicht angebracht ist, etwas mit Messmethoden zu erspüren. Betrachten Sie es als Spiel – im Ernst des Kinderspiels – und als Weg zur Selbsterkenntnis.

Der biovitale Umraum des Menschen ist im Rücken weniger stark ausgeprägt. Das liegt daran, dass dort unser Bewusstsein geringer ist. Aus dem Gesetz, dass Energie dahin wandert, wohin die Aufmerksamkeit geht, erklärt sich die Einbuchtung im Rücken. Denn wir sehen ihn nie unmittelbar. An dieser Stelle ist eine größere energetische Durchlässigkeit. Energie kann leichter aufgenommen, aber auch leichter entnommen werden. Durch eine Veränderung der Haltung, wie sie in diesem Buch beschrieben wird, ist der Rücken geschützt. Das bis dahin fehlende Bewusstsein wird jetzt dem Rücken zugewandt.

> »Im Rücken liegt das Vergangene, die Vergangenheit und das Unbewusste.«

Wir können uns also energetisch nähren. Früher war es die Dorflinde mit ihrer runden Bank und den ihr zugewandten Rücken. Linden lindern und stärken die Herzenskraft. Man betrachte nur die Blatt- und Baumform in ihrer Herzensgestalt. Einen Baum zu umarmen ist liebevoll. Sich von seiner Kraft beschenken zu lassen, geht leichter über den

Rücken. Die Kehrseite dieser Durchlässigkeit gibt es auch. All die negativen Worte und Bilder auf so manchen T-Shirts ziehen Energie ab. Im Rücken werden die feinstofflichen Energien eingesaugt, verdichtet und weitergeleitet. Deshalb suchte man schon immer nach einem Rückenschutz. Darum mag ich es, eine Weste zu tragen. Im Rücken aus Leder und vorn geöffnet. Die Würdenträger hatten wohl deshalb auf dem Rücken das mit abstrahlenden Edelsteinen besetzte Dreieck. Erstaunlich ist hier die Übereinstimmung der Dreiecksform aus dem Bauhüttenbuch (siehe die Abbildung auf Seite 66).

> »Wenn wir unseren Rücken schützen, können wir unser Herz mehr öffnen.«

Neben so manchen angepriesenen mentalen Schutzbildern ist der gerade Rücken ein unmittelbarer Schutz durch den Körper selbst. Er entspricht dem nahezu unangreifbaren Siegfriedschild. Hat man seinen Rücken geschützt, dann kann man sein Herz weiter öffnen, sich »schutzlos« machen und auch besser atmen. Man wird liebesfähiger und energetischer. Strahlt aufbauende Kraft ab. Ist aufgerichteter.

Das Wachstum und das Sehnen nach oben wird im Schädelgewölbe gehalten, wie die Abbildung des »atmenden Leibraums« auf Seite 123 zeigt. Jede Pflanze wächst zum Licht. Unser geistiges »Wachsen« geht nicht nur in die Höhe, sondern auch in die Weite, in den Raum vorn, seitlich und hinten. Vorn sind alle Sinnesorgane sowie alle »edlen« Körperteile und öffnen sich, wie das Herz, sehnend in die Welt. Der feste Rücken, der wehrlos ist und blind, drängt ebenfalls nach vorn. Darum bewegen wir uns innerlich vom Rücken her. Wer sich seines Rückens bewusster wird, belebt ihn und belebt sich, ist gesammelte Kraft, die in die Welt hineinwirken will. Weil wir unseren Rücken nie sehen und nie *wahr*nehmen, »für wahr nehmen«, drängen wir nach vorn, stellen »uns etwas vor«. Auch das hat zwei Wirkungen: Man kann das Ziel wollen oder in Vorstellungen verharren.

Die Übungen von Corinne bringen dem Rücken durch Schmerzen eine große Aufmerksamkeit. Sie machen uns den Rücken bewusster. Durch die Übungen wird der »Kapuzenmuskel« entdeckt, angeregt und gestärkt. Das sind Muskelstränge, die von den Schultern bis zum

»Goldenen Punkt« in der Hüftgegend führen. Sie nennt den Trapezius so, weil er wie eine Kapuze aussieht.

Bei einer ihrer Skizzen schreibt Corinne zum Kapuzenmuskel: »Er sieht aus wie der Lebensbaum.« Er hat ja auch die Form der sogenannten Lebensrune.

Übungen

- Man kann sich den Rücken durch den Atem bewusster machen. Corinne: »Beugen Sie sich leicht von der Hüfte her nach vorn. Atmen Sie ganz tief nach hinten. Das wiederholen Sie immer wieder. Dann entsteht ein Auge, das von innen alle Innereien sieht.«
- Werden Sie einmal in einem Gespräch emotional zu sehr beansprucht oder gar angegriffen, dann gehen Sie in die aufgerichtete Haltung. Heben Sie die Schultern, ziehen Sie sie nach hinten zurück, und die fremde Energie fließt an Ihnen ab wie auf einem Regenmantel. Dieser Effekt findet sich auch in der Weisheit des alten Spruchs »Rutsch mir den Buckel runter« wieder.
- Wenn Sie sich zu einer Übung hingelegt haben, dann erspüren Sie, wo im Rücken eine Seite ist, die sich schwerer, dunkler oder dichter anfühlt. Dahin gerichtet lassen Sie bewusst tiefer nach und »legen ab«.
- Wir können eine sehr einfache, aber eindrückliche Rückenerfahrung machen, wenn wir mit geschlossenen Augen in einem sicheren Raum rückwärtsgehen.

Kulturelle Hintergründe

Während der gesamten menschlichen Entwicklung, vor allem auch während der langen Zeit in der wilden Natur, musste man das Umfeld gut beobachten, um eine Gefahr zu erkennen und zu überleben. Will er etwas erkennen, was in seinem Rücken liegt, muss der Mensch sich drehen. Das Nichtbekannte liegt hinter ihm. Das im Bewusstsein nicht sinnlich Erfassbare liegt »im Dunkel«. Dort ist das Unbewusste … und die Angst liegt dort und im Nacken. Daher rührt auch die Feng-Shui-Regel, dass man die Tür stets im Blick und nicht im Rücken haben sollte.

Wir wissen vom »Panzer«, den Siegfried sich durch das Bad im Drachenblut erwarb. An einer Stelle jedoch verhinderte ein Lindenblatt, dass der Schutz vollständig wurde, weswegen er im weiteren Verlauf der Sage denn auch von Hagen meuchlings gemordet werden konnte. Hier hatte Siegfried sich nicht zu »berühren« vermocht – das ist ein vieldeutiges Bild. Hier blieb er verwundbar.

An dieser Stelle ist der Mensch offen, um von der »Rückseite des Herzens« vom Göttlichen angesprochen zu werden.

Von Schulter, Hals und Nacken

Energetische Wirkungen

»Man darf ruhig etwas auf die leichte Schulter nehmen. Statt mit hängenden Schultern dazustehen.«

Von der Schulter

Nach Adolf Portmann kann der Mensch als das zu früh geborene Wesen nicht gleich so flügge sein wie ein Vogel, der nach kurzer Zeit aus dem Nest geworfen wird. Lange Jahre ist der junge Mensch verformbar. Wenn er sich schützen muss, dann zieht er die Schultern hoch oder krümmt sie. Später werden dann Lasten getragen und verfestigen die gebeugte Schulter.

Corinne hat darauf hingewiesen, dass wir eigentlich keine Rücken-, sondern Schulterprobleme haben. Ich habe bereits von der Schmerzvermeidung gesprochen, vom so verbreiteten »Temperament« des Phlegmatikers, der sich lieber bedienen lässt und selbst Geistiges und Spirituelles konsumiert, statt es durch Schmerz und Anstrengung zu erwerben. Unsere Schulterprobleme rühren außerdem vom Temperament des Melancholikers her. Gehen Sie einmal in die karikierte Haltung eines Melancholikers. Die Fußspitzen nach innen geneigt, die Schultern hängen herab. Sie tragen jetzt alle Last der Welt. Sie jammern und seufzen. Ihr Blick geht nach unten und innen. Um sich aber in der Welt zurechtzufinden, heben Sie den Kopf. Spätestens jetzt spüren Sie, woher die Schulterprobleme kommen.

Weil der Mensch im Sehen und Tun nach vorn ausgerichtet ist und die Zukunft dorthin »zieht«, zieht man die Schulterkuppen nach vorn. Das krümmt und kränkt. Es ist auch unser Zivilisationsthema: Das Neue zieht nach vorn, das Alte wird vernachlässigt. So entsteht eine Einseitigkeit nach vorn.

Es werden von mir die Energiepunkte auf den Schultern angesprochen, wie sie in der Skizze des Bauhüttenbuchs auf Seite 66 dargestellt sind und unseren Vorfahren schon früh bekannt waren. Wir nehmen kosmische Kräfte nicht nur über den I-Punkt auf, sondern auch über die Schulter. Das meinen offenbar die geheimnisvollen Punkte in der Bauhüttenfigur. Sie sind durch den Kapuzenmuskel mit dem Hüftraum verbunden.

Einen Weg zur vertieften Wahrnehmung von Raum und Ort finden Sie, wenn Sie in der inneren Vorstellung die Schulter mit dem I-Punkt in Verbindung bringen. Dies ist der Punkt oberhalb des Kopfes, wo wir die aus dem Kosmos einstrahlende Kräfte aufnehmen können. Nach unten hin werden die Schulterpunkte durch den Kapuzenmuskel mit dem Kreuzbein verbunden – und dadurch mit unserer irdischen Wurzelkraft. Der »Schwerpunkt« dieser Form ist das Herz. Aus dieser Form heraus können Sie jetzt vom Herzen her Kontakt aufnehmen zu Raum, Mensch oder Ort.

Die entstehende Form finden wir in der Abbildung der Drachenform auf Seite 117 wieder und manchmal in einer Horoskopzeichnung. Es ist wohl nicht von ungefähr, dass diese Form von den Astrologen als »Drache« bezeichnet wird. Es geht ja um die »Drachenkraft« des Kreuzbeins.

Der Liedtext »Ach, ich hab sie ja nur auf die Schultern geküsst …« ist mehr als eine erotische Anspielung. Er zeigt ein Geheimnis auf, das sich uns verschließt, weil wir in unserer sinnlichen Wahrnehmung oft unterdrückt sind. Auch die Wendung »jemandem die kalte Schulter zeigen« weist darauf hin: Dort ist eigentlich Wärme, die Wärme des Mitfühlens.

Durch unsere Händigkeit ist eine Seite oft überbeansprucht. Deshalb geht es auch hier um *Gleich*gewicht, also gleiches Gewicht. Das Polare drückt ebenso ein geflügeltes Wort aus: »Auf der Rechten tragen wir unseren Herrgott, auf der Linken den Teufel.«

Vom Hals

> »Wie der Hals den Kopf hält, so verhält sich der Mensch – selbstsicher und stolz oder gebeugt und geknickt.«

Im Halsbereich ist die Wirbelsäule »freigelegt«. Der Hals hat eine im wahrsten Sinne des Wortes »herausragende Position«. Dadurch wird er zu einem wesentlichen Ausdruck der Person. Er kann in seiner energetischen Bedeutung gar nicht überbewertet werden. Seine Haltung ist zudem bestimmend für die Haltung des Kopfes.

Der Hals vermittelt zwischen Kopf und Rumpf, dem Unteren und dem Oberen, dem Unbewussten und dem Bewussten. Dort ist der physische Leib mit dem Geistesraum verbunden. Durch das Sprechen wirkt er aber auch nach außen in die Welt hinein.

Der Hals ist wie die Schulter ein Ort der Liebeskraft. Er ist astrologisch dem Tierkreiszeichen Stier und dem Planeten Venus zugeordnet.

Viele Redewendungen sind ihm gewidmet, als ob er die ganze Person meint. »Einen langen Hals machen«, »jemanden um den Hals fallen«, »sich etwas vom Hals halten«, »Hals über Kopf etwas tun«, »Hals- und Beinbruch!«, »den Hals kosten« oder »etwas in den falschen Hals kriegen« sind nur einige Beispiele dafür.

Weil der Hals so »frei« ist, bestimmt er die Aufrichtung mit. Darum ist es sinnvoll, die Aufmerksamkeit mehr auf ihn zu lenken. Der Hals ist zudem eine sehr gefährdete Körperstelle.

Er ist auch der große Engpass des Energieflusses und sollte deswegen durchlässiger gemacht werden. Dabei ist die Beweglichkeit des Halses groß. Auch wenn wir es nicht merken, wir verändern, bewegen den Kopf, sobald wir sprechen. Die Strenge eines Befehls wird unterstrichen, wenn wir ihn mit völlig unbewegtem Hals aussprechen. Im Hals werden die von unten durch die Wirbelsäule aufsteigenden Kräfte bewusst gemacht, zentriert und durch Schwingung in aussprechbare Worte gefasst.

Vom Nacken

»Wer jemandem den Nacken stärkt, möge ihn nicht hart machen.«

Der Nacken ist nicht nur ein ungeschützter Bereich, er ist auch im Zusammenhang mit der Aufrichtekraft zu sehen. Wenn wir den Nacken strecken, richten wir uns auf, und die Vollatmung kann geschehen. Corinne betont, die Aufrichtung sei vom Nacken her zu vollziehen.

Der Hals ist das wichtigste »Gelenk« im Körper zwischen Leib, Materie und Geist. Hier ist ein Engpass des intensivsten Energieflusses. Dort kann man sich gut Kraft zuführen.

Man reibe die Handflächen und erzeuge dadurch das Energiefeld des Polaren. Lege beide Handflächen ineinander und in den Nacken und nehme bewusst die Kraft auf. Der jetzt geschlossene Energiekreis aus den polar gepolten Händen wirkt dann auch harmonisierend. Diese Haltung kennen wir aus Bildern. Sie ist die Geste der gänzlichen Hingabe, des Nicht(s)-tun-Könnens.

Im Nacken sitzt die Angst. Deshalb möchte er geschützt sein. Das geht vom hochgeschlagenen Kragen bis zur Vorliebe, einen Schal zu tragen. Wer sich in die Welt hinein bekennen will, braucht den Schutz im Nacken.

Der Nacken und die Medulla oblongata, das verlängerte Mark, sind miteinander verbunden. Weil an dieser Stelle alle Nervenstränge zentriert ansprechbar sind, fragen die Radiästheten hier die Krankheiten und Schwachpunkte eines Menschen ab. Zur Medulla oblongata sagt Otfrid Foerster im »Handbuch zur Neurologie«: »Wird in diesem nervösen Sammelbecken auf den Knopf gedrückt, dann geht im Obergeschoss das Licht aus.«

Der Nacken ist ein empfindsames Lebenszentrum. Früher wies man ihn als Ort der empfangenden Weisheit aus. Die Kehle wurde zum Organ des sprachlichen Ausdrucks dieses Wissens.

Die Kehle

Die Ähnlichkeit zwischen Knie- und Halskehle wurde bereits auf Seite 67 beschrieben. In die Knie zu gehen ist ein »Sicheinlassen« in die eigene Wahrheit. Dann kann man sich mit Worten bekennen. Deshalb darf man die Kehle auch als »Ort des Bekennens« bezeichnen. »Der Ausatem ist das Wort, das der Mensch als Antwort an Gott gibt«, heißt es bei Friedrich Weinreb. Erst durch die Kehle können die Worte verständlich, zur Sprache werden.

Die Kraft des Bekennens kann erhöht werden: Verbinden Sie beim Atmen in Ihrer Vorstellung den unteren Leib über den Hals in vertikaler Achse nach oben mit dem Kopf. Jetzt wenden Sie sich Ihrem inneren

Erleben zu – im Wunsch, es nach außen zu bringen. Dann kreuzen sich im Halsbereich die beiden inneren Bewegungen.

Sie können sich harmonisieren, wenn Sie vom Nacken her singen oder summen. Dabei sollten Sie aus »vollem« Hals und voller Kehle das »OM« erklingen lassen. Am Nacken erspürt man nicht nur energetische Befindlichkeiten, sondern durch den Klang kann auch eine hohe Einstimmung erfolgen. Weil hier die Wirbelsäule beginnt, schwingt der Klang in sie ein. Ist die Wirbelsäule aufgerichtet, dann wirkt harmonikal ihre Proportion von zwei zu drei. Die heilende Quinte wird dann angeregt, wie auf Seite 79 und in der Abbildung der Wirbelsäule als Saite dargestellt.

Übung

Zum Lockern des Halses wird oft noch der Kopf im Halsbereich gedreht. Davon rät Corinne ab, weil es die Wirbel verschleißt. Besser ist es, den Kopf jeweils vom Nacken her hochzuziehen. Nach vorn, nach hinten und je zur Seite. Langsam, nur jeweils dreimal und höchstens zweimal am Tag. Wenn es richtig gemacht wird, entsteht zur Schulter hin ein leichter Bogen.

Kulturelle Hintergründe

Die große Bedeutung der Schulter zeigt sich auch in einer frühen sumerischen Abbildung des Priesterkönigs Gudea, die Heinrich Rombach zitiert und hier im Ausschnitt wiedergegeben wird. Dieses Bild zeigt den Quellvorgang von Strömen. Es ist die von den Bergschultern entspringende Lebenskraft und weist auf den »Wassermann« hin.

Wie kraftspendend eine Geste sein kann, zeigt die alte ägyptische Ankh-Haltung, die als Hieroglyphe »Ka« eine unpersönliche, göttliche Kraft meint. Diese Kraft ist ein allumfassendes kosmisches Fluidum und mit dem chinesischen Tao verwandt. Sie macht das Potenzial spürbar, das in der Verbindung der polaren Kräfte liegt. Gehen Sie zuerst in die empfangende Geste der Arme und halten Sie sie wie in der Abbildung nicht im rechten Winkel geöffnet, sondern leicht nach außen ge-

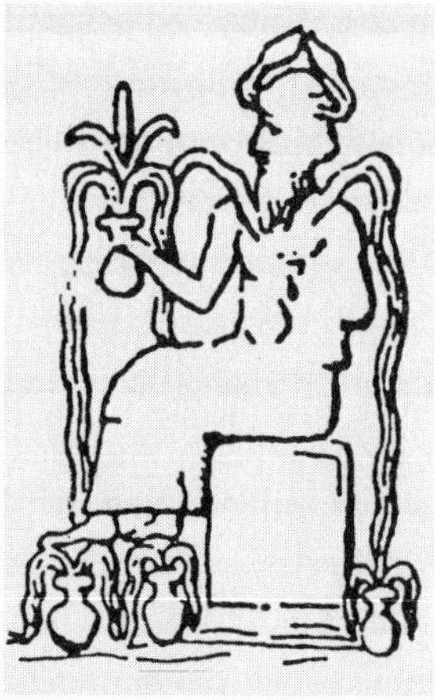

Der Wassermann

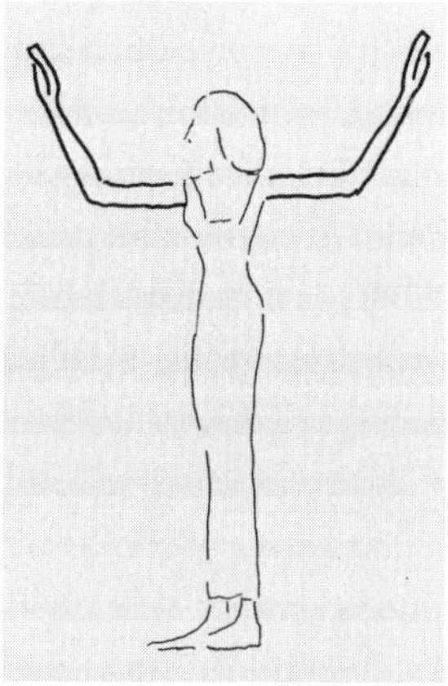

Die Ka-Geste

wandt. Dann geben Sie das Empfangene in die Welt, indem Sie die Handflächen nach außen wenden. Was jetzt in Ihren Schultern geschieht, ist Chi-Kraft, in Ihrem Körper erzeugt durch die zwei Gesten, die ein polares Spannungsfeld erzeugen.

Sie spüren jetzt auch den Schmerz, wie er uns durch die Schulterübungen von Corinne bekannt ist.

Wir dürfen die Bedeutung der Schultern neu betrachten. Es ist ja erstaunlich, dass früher die Kleidung von den Schultern getragen wurde. Durch die Hosenmode halbiert jetzt der Gürtel den Körper und trennt den unteren vom oberen. Wer von den Schultern her trägt, erhebt sich, macht sich im guten Sinne erhaben, stolz.

Unsere Gestalt und ihre Wirkung

»Du redest ohne Hände, Arme, Füße.
Wie willst Du dann die Welt verstehen?«

Niko Kasantzakis aus »Alexis Zorbas«

Gestalt, Gestaltung, Lebensgestaltung

Als Kind sind wir »in Ordnung«. Durch die Umwelt, die Eltern, den Kindergarten, die Schule und den Beruf werden wir geprägt und bekommen eine Form, eine Haltung und ein Verhalten, das oft weit entfernt von unserem ureigenen Wesen ist. Unsere Gestalt spiegelt uns wider: die frühkindlichen Verformungen, Muster des Verhaltens, Karmisches, Anerzogenes, überholte Willensentscheidungen, innere Vorstellungen des eigenen Wesens, Schutzverhalten und so weiter. Das alles ist bis in »Mark und Bein« uns eingeschrieben und in den Zellen verankert. Was uns »in den Knochen steckt«, ist nicht so schnell zu lösen.

> »Es ist der Geist, der sich den Körper baut.«
> *Friedrich von Schiller*

Die Haltung ist oft die negative Seite des Festhaltens an Altem, Eingeübtem und Gewohntem. In der Umkehrung dieses Geschehens gilt aber auch, dass die Veränderungen im Körper, besonders in der Haltung, die inneren Vorgaben auflösen können.

Wir sind scheinbar das, wofür wir uns halten und was wir zu sein glauben. Wir halten daran fest, leben danach – und so erscheinen wir. Das ist eine Vorbildung, die verstärkt wird durch die uns umgebenden Menschen, die so auf uns reagieren, wie wir erscheinen. Dieses Bild von uns erzeugen wir durch unsere Haltung. Es wirkt im anderen. Und nährt wiederum das innere Bild, das wir von uns haben. Ein sich immer mehr verdichtendes Kreisen um sich selbst ist die Folge.

Jede Änderung im Leben ist ein Schritt nach vorn ins Unbekannte, in Neuland. Deswegen sagt Bert Hellinger, dass es leichter ist, am Alten zu leiden, als sich davon zu lösen. Wenn sich die Haltung ändert, dann entsteht in Leib und Seele eine tiefe Verwirrung. In der Geomantie entspricht dies dem Zustand zwischen zwei Gestaltungen, der alten und der neuen. In diesen Chaoszustand wird ein neuer, belebender Impuls gegeben, um eine neue und erhöhte Einheit zu gestalten.

Ändern wir unsere Haltung, dann tritt nicht nur unsere eigene Irritation ein, es verwirrt auch die Außenwelt. Wir kennen das, wenn jemand plötzlich seinen Namen ändert oder statt »Uschi« nur noch »Ursula« genannt werden möchte. Oder wenn die langen Haare einer Frau fallen – oft als Ausdruck einer Befreiung. Der innere Entscheid hat seinen äußeren Ausdruck gefunden, und die äußere Welt reagiert.

> »Die Gestalt des Menschen ist der beste Text zu allem, was sich über ihn empfinden und sagen lässt.«
> *Johann Wolfgang von Goethe*

In der Beziehung unter Menschen kann es dadurch zu Missverständnissen kommen, weil Haltungen, Gesten und Gesichtsausdruck länger beibehalten werden trotz aller inneren Wandlung. Dann stimmen Wort und Körperausdruck noch nicht überein und verwirren, weil man sich in »gewohnter« Weise bewegt. Da wir in der Frühzeit der menschlichen Entwicklung stets schnell erkennen mussten, ob uns Freund oder Feind gegenübersteht, achten wir immer noch vorrangig auf die äußere Erscheinung und »glauben« den Gesten. Das ist nicht nur schmerzhaft für den, der doch gewagt hat, sich zu ändern. Es können auch heftige Fehlentscheidungen daraus entstehen. Die Veränderung der Körperhaltung durch die Seelenwandlung braucht Zeit, weil die Seele Zeit zum Wachsen benötigt.

Es gibt Zusammenhänge zwischen der Gestalt und dem Charakter eines Menschen, zwischen der Gestalt und den unmittelbar erlebbaren Energien, der Gestalt und den Formen, der körperlichen und der Lebensordnung. Alles Wissen ist in unserem Leib eingeschrieben. Es muss aber sichtbar und erlebbar werden. Dazu dienen uns die körperlichen Äußerungen der Gebärden und der Haltung.

So kann man schon aus der Haltung eines Menschen seine seelische Gestimmtheit ablesen. Wer seinen inneren Halt verloren hat, gibt in der Haltung nach. Wer einen neuen Halt gefunden hat, wird eine andere Haltung einnehmen. So kann man dem eigenen Leben Gestalt und damit Halt und Sinn geben. Dann geht man über sich hinaus.

Das Lösen von gebundener Lebensenergie kann durch die bewusste Veränderung der Körperhaltung und Gesten erfolgen. Bedeutet aber, dass auch die Ursache der Verformung erkannt wird, um mitschöpferisch das eigene Leben zu gestalten. Durch die Übungen von Corinne können wir vergleichen und erfahren, wie wir von den Grundhaltungen abweichen. Dadurch wird uns bewusst, vielleicht auch in Träumen, was wir verändern dürfen. Geschieht es, dann werden innere Prozesse in Bewegung gesetzt. Damit muss man rechnen. Weil eine einseitige Körperhaltung oft aus Verletzungen und zum Schutz vor weiteren Verletzungen entstanden ist, wird sie leicht auch durch äußere Erlebnisse angeregt. Dann ist es hilfreich, in die Grundhaltungen der Übungen zu gehen, weil sie auch emotional ordnen.

> »Wenn *du* dich umgestaltest, so ist auch die Materie gezwungen, sich umzugestalten.«
> *Gitta Mallasz*

Die Arbeit an der Wirbelsäule verursacht nicht nur Körperschmerzen. Sie kann auch seelische Widerstände erzeugen, weil tiefere Schichten im Menschen angeregt werden. Es empfiehlt sich, dieses innere Reichwerden zu unterstützen, etwa in der Hinwendung zu den Seelenräumen, sei es durch die Beschäftigung mit Ihren Träumen, durch Malen, Tanzen, Lesen – bis hin zu astrologischen Ausdeutungen.

Die prägende Wirkung der Haltung möchte ich an zwei Beispielen erläutern. Es müssen nicht unbedingt schlimme Erziehungsfehler sein, die zu Verkümmerungen führen. In jungen Jahren musste ein Mann zur Stärkung des Rückgrats ein Korsett tragen. Daraus entstand seine überbetonte aufrechte Haltung, die er auch als Erwachsener beibehielt. Er wurde, obwohl er eher scheu war, als »stolz« angesehen, und mählich geriet so manches in seinem Inneren und durch seine Gebärden auch zum Stolz, der bis hin zur Vermessenheit reichte.

Das Gegenbeispiel zeigt eine Frau, die einen besonders langen Oberkörper hatte und sich in der Jugend immer als zu hochgeschossen empfand. Sie machte sich kleiner, statt in der ganzen Höhe und damit ihrer vollen Größe aufzutreten. Weil Muskeln und Sehnen sich entsprechend ausgebildet hatten, konnte sie ihre gebogene Haltung gar nicht in ihrer Wirkung erkennen.

»Die Wirkung eines Raumes auf uns ist das Echo unseres Körpers und seiner Haltung.«
Herman Weidelener

Darum erbaue man zuerst den eigenen Tempel. Die Körperhaltung hat feinste Wirkungen auf unser Erkennen, Wahrnehmen und Fühlen. Sie ist Teil unseres Im-Raum-Seins. Unsere Gestimmtheiten und Gefühle sind nicht nur vom Ort, sondern wesentlich auch von unserer Körperhaltung abhängig. Es ist interessant, zu beobachten, wie sich die Haltung und damit die Gestalt eines Menschen in Abhängigkeit davon ändert, welche Räume er betritt. Das hat aber nicht nur mit der Räumgröße oder dem Design zu tun, sondern mehr mit der eigenen Gestimmtheit. So kann das eigene Büro »drücken«, weil die Arbeit einen zum unfreiwilligen Diener gemacht hat. Dagegen kann der Raum uns fürstlich erhöhen, wenn wir einen Saal betreten.

Zu allen Bewegungen gehört die Zeit. Jede Bewegung ist sichtbar gewordene Zeit. Deshalb gibt es auch die Wahrhaftigkeit der eigenen, der identischen Zeit. Ruhige Bewegungen spiegeln Würde wider, zu schnelle können eine Gier signalisieren oder dass man sich auf der Flucht befindet. Es gilt, die eigene Bewegung zu »ermessen«, was meint, das eigene »Tempo« als Maß zu erkennen.

Durch Worte, die Weidelener in mir anregte, möchte ich darstellen, dass die beschriebenen Körperübungen innere geistige und spirituelle Entsprechungen haben. »Das Wort Gestalt meint Gestelltheit, auf den Fuß gestellt. Wir kommen von oben und wachsen dann vom Fuß her auf. Niemand stellt uns von außen her auf. Das ist ein innerer Vorgang. Ein Willensentscheid. Gut Fuß fassen, ist Grund finden. Dann kann man er-gründen und von dort her be-gründen. Man kann ver-stehen. Hat Verstand. Steht man auf ›eigenen‹ Füßen, dann kann man be-haupten.«

Durch Worte erfassen und erschaffen wir die Welt. Wie gestaltend und sinngebend die Gestalt und der Körper für uns sind, zeigen viele Wortgebungen auf. Welterfassung ist Wortbindung. Aus der Vielfalt der Worte ergibt sich die Bedeutung unserer Gestalt als Welterfahrung. Sie zeigen auf die körperlichen und geistigen wie auch seelischen Aspekte unserer Gestalt. – Hier eine Auswahl:

- *Substantive* wie Absicht, Anstoß, Auffassung, Begriff, Behandlung, Behauptung, Ehestand, Fortsetzung, Gedankengang, Gegenstand, Gliederung, Handlung, Hauptsache, Herausgabe, Lebenslauf, Lebensweg, Standpunkt, Stillstand, Unfall, Unterstützung, Verfassung, Verstand, Wiederholung, Willkommen, Zerlegung, Zusammenhang oder Zuwendung.
- *Verben* wie durchhalten, enthalten, herstellen, hervorheben, wahrnehmen, zurückreichen oder zusammenfassen.
- *Wendungen* wie das Herz ergreifen, eine Schuld tragen, etwas weglassen, gut erzogen sein, in eine andere Sprache übertragen, in etwas aufgehen, in Spannung versetzen, jemandem überlegen sein, jemanden einstellen, linkisch sein oder etwas richtig (wie rechts) machen, Rücksicht nehmen, selbständig sein, sich auf etwas beziehen, sich jemandem zuwenden, sich näherkommen oder über etwas stehen.

Corinnes Lieblingsworte in diesem Zusammenhang waren »sich in Bewegung *setzen*«, »die Gesundheit wiederher*stellen*« und das »Körper*gefühl*«.

Harmonisch wirkt auf uns, was sich im Gleichgewicht befindet. Dabei ist das Wort »Ge*wicht*« *wich*tig, weil es nicht um reine Flächensymmetrie geht. Es geht dabei nicht um die verharrende, starre Symmetrie. Die Kunst der Gestaltung besteht nun darin, in einer kleinen Abweichung die gleichgewichtige Ordnung infrage zu stellen, die Gesetzmäßigkeiten durch die kleine Abweichung in belebende Bewegung zu bringen. Das greift unmittelbar über unsere Körperempfindung in unseren Seelenraum ein. Der in unserem Körper übers Ohr vorhandene Gleichgewichtssinn ist bezogen auf unseren Standpunkt, der immer wieder gefunden sein möchte. Dieses Finden will sich in der sichtbaren Gestaltung widerspiegeln und ist mehr als ein Ordnungssystem, nämlich ein tiefes seelisches Erleben. Durch das Suchen entsteht Dynamik. Sogar unsere Gesichtshälften sind nicht gleich, und gerade die kleinen, aber eben feinen Unterschiede machen unsere Gesichter so lebendig. Reine Symmetrie ist unlebendig, eine zu große Abweichung allzu bestimmend ausrichtend. Zur Belebung brauchen wir die kleine Abweichung, die Dissonanz. Wie in der Musik, da treibt sie voran. Bis zur Auflösung. Gott, der das Vollendete sei – so heißt es bei Wilma Fritsch –, ziehe sich freiwillig aus einem Teil seiner selbst zurück, um Platz zu lassen, und verzichte auf einen Teil seiner Symmetrie: zur Vermehrung und Erhöhung des Wirklichen, damit die Schöpfung in Gang komme. Die kleine Abweichung macht uns das Harmonische des Gleichgewichtes erst erlebbar und bewusst.

Sich Gestalt geben ist ein schöpferischer Akt, denn er überhöht die Verformungen aus dem Beginn des Lebenslaufs. Die Gestalt ist auch im übertragenen Sinne das Gerüst, die Grundordnung eines Menschen und deutet auf die Wirkkraft des Saturn und damit auf den Weg zur eigenen Berufung. Nach C. G. Jung muss ein schöpferischer Mensch durch den Druck des Unbewussten etwas gestalten und sichtbar werden lassen – und das kann in der eigenen Gestalt beginnen.

Die Haltungen und Gesten eines Menschen sind aus früheren Einprägungen seines Lebens entstanden und wirken auf sein Inneres zurück. Werden Verhaltensweisen geändert, dann können durch Wandlung der eingewohnten Gesten die seelischen, geistigen und spirituellen Qualitäten wohltuend bereichert werden. Deshalb spreche ich auch von der eigenen Lebens*gestalt*ung, die dann mitschöpferisch einsetzt, wenn wir um die eingeprägten Formungen und Verformungen wissen. Sie haben auf die eigene Gestalt eingewirkt.

Übungen

- Wenn Sie den Standpunkt eingenommen haben und aufgerichtet sind, dann schwingen Sie mit gerader Wirbelsäule vom Fuß her – Ihrem Standpunkt – wie das umgekehrte Pendel in der Abbildung »Der Pendelpunkt« auf Seite 65. Spüren Sie, wohin es Sie mehr zieht. Dann betonen Sie diese Richtung, kommen aber immer wieder in die Achse zurück. Wo finden Sie, auch in seelischer Entsprechung, diesen Sog wieder?
- Nehmen Sie Ihre eigene Haltung und Gestalt wahr durch Selbsterkennen oder durch Rückmeldung von anderen Menschen. Dann betonen Sie diese Haltung eine Zeit lang. Gehen Sie nun in die Gegenbewegung, bis es zur Komik wird. Werden Sie sich dabei be-

wusst, woher das Gewohnte rührt und wofür das neue Verhalten sowohl seelisch wie geistig steht und wirken will. Auch das ist ein Einpendeln in die »nicht sichtbare Achse«. Es kann zu Hause eingeübt werden, verstärkt sich aber in der Wirkung, wenn man es unter Menschen vollzieht – mindestens im Ansatz. Das Gleiche gilt für den Gesichtsausdruck sowie die Gesten und die Weise, wie wir sprechen: Wie weit wage ich mit meinen Gesten die innere Bewegtheit auszudrücken?

– Sie können – und sei es nur dann und wann am Tag – auf die Wahrhaftigkeit der eigenen Bewegungen, Gebärden und Gesten achten und sich fragen, ob sie authentisch sind und ob Ihre äußeren Bewegungen mit Ihren Gedanken und Gefühlen übereinstimmen. Man kann dazu ein »Tagebuch der Gebärden« für sich schreiben, um im Lauf der Zeit zu erkennen, was wirkte und sich veränderte. Das gilt auch für die Weise, wie wir essen, gehen und so weiter.

Diese Hinweise und Übungen können im Alltag in vielen Handlungen mit einbezogen werden. Dann gibt es keine Trennung zwischen »Üben« und »Leben«. Die Übungen, besonders wenn sie uns in ihrer Wirkung bewusst werden, bereichern den seelischen Innenraum. So ist die Reihenfolge »Gestalt, Gestaltung, Lebensgestaltung« mehr als ein Wortspiel. Lebensgestaltung ist Herzens*aufrichtung* und Herzens*ausrichtung*. Dann kann die eigene *Gestalt*werdung zur Heilung werden. Wachse ich in meine ursprünglich gemeinte Gestalt hinein, wird der Seelen- und Herzraum angeregt und kann wieder lebendig werden.

Schönheit und Wahrheit

»Ästhetik ist die Ethik von morgen.«
Maxim Gorki

Durch die Übungen kommen wir in eine andere Gestalt. Weil das Wesentliche dabei die Aufrichtung ist, geht es um die eigene Willenskraft, die man auch »die Ich-Kraft« nennen kann. Aus dieser Verbindung von Ich-Kraft und identisch gewordener eigener Gestalt verwirklicht sich die Wahrhaftigkeit und wird zur eigenen Schönheit. Schönheit ist Wahrheit. Wahrheit der Gestalt ist Schönheit. Das meint auch das Wort von Gorki. Wenn wir dann ganz »wahr« sind, in einer kecken Wortausdeutung dessen, was wir ursprünglich »wa(h)ren«, dann sind wir identisch. Wenn jede Geste in ihrer Wahrheit ist, ist Schönheit. Das bedeutet wohl auch das Wort von Claudia Cardinale: »Gesten und Bewegungen sind fast noch wichtiger als das Gesicht oder der Körper.«

»Mit dem Wort Schönheit ist der Begriff verbunden, dass ein Inneres, Geistiges in einem äußeren Bild erscheint.«
Rudolf Steiner

Wahrhaftigkeit und Schönheit wird erlebt, wenn wir aufgerichtet und damit aufrichtig sind. Wenn wir über unseren in der Welt eingenommenen Standpunkt immer wieder »schwankend« das Gleichgewicht finden. Wenn wir um die Achse unseres Körpers schwingen wie um eine Lebensachse. In solchen Worten deutet sich die Nähe zwischen der *Gestalt*gebung des Körpers und der Lebens*gestalt*ung an: »Wahrheit enthält Lebenskraft«, wie Rudolf Steiner es formulierte.

»Das Schöne ist eine Manifestation geheimer Naturgesetze.«
Johann Wolfgang von Goethe

Der Körper ist gehalten durch zwei Kräfte, durch Druck und Zug. Die Knochen mit ihrem Gerüst nehmen die Druckkräfte auf, Muskeln und

Sehnen dienen den Zugkräften. Gelingt dieses Spiel der Kräfte in der »Logik der Form«, dann entsteht Schönheit »an sich«.

In jedem Menschen ist das innere Bild der eigenen vollendeten Gestalt als Idee des Schönen und Wahren enthalten. Es ist empfehlenswert, sich neue Kleidung und damit eine weitere Hülle anzueignen, wenn man in seiner ganzen Kraft ist. Man unterstützt dadurch die eingeübte aufrechte Haltung. Dann erhebt die Kleidung auch die Haltung in niederdrückenden Zeiten.

Durch die Glieder ist der Mensch harmonikal proportioniert. Das sehen wir als Oktave im »Eins zu zwei« aus der Abbildung des harmonikalen Gesetzes von Seite 76 und als Quinte im »Zwei zu drei« aus der Abbildung der Wirbelsäule von Seite 79. Kepler hat erkannt, dass auch die Planeten in harmonikalem Verhältnis ganzer Zahlen ihre Bahn ziehen. So ist dieses Gesetz sowohl in den Körper des Menschen wie auch an den Himmel geschrieben. In Gebäuden, die nach harmonikalen Gesetzen gebaut sind, kommt der Mensch dazu in Übereinstimmung, erfährt innere Ordnung und harmonischen, energetischen Ausgleich. (Hierzu finden Sie mehr in meinem Buch »Räume der Kraft schaffen«.)

Standpunkt, Mitte und Lebenskraft

»Der Fuß spricht mit den Steinen, die er betritt.«

Durch den nach oben verlagerten Schwerpunkt ist Stehen eine labile Haltung. Stehen braucht inneren Halt, permanente Muskelarbeit und ständiges Wachsein. Die erste Menschentat ist die Aufrichtung. Ist Menschwerdung an sich. Der Wille des Menschen und seine Entscheidungskraft richten auf, sind gerichtet, sind richtig, sind gerecht. Er wagt es, sich auf einen Punkt zu stellen.

Im Stehen sind wir im Standpunkt zentriert, verwurzelt in der Erde. Stehend sind wir wach, müssen es sein, denn stehen heißt, ständig seine Achse in die gleiche Gewichtigkeit, ins Gleichgewicht zu bringen. So schwanken wir über unserem Standpunkt, immer wieder die Mitte einpendelnd. Schwingen und Pendeln über dem Standpunkt erzeugt eine unsichtbare Achse. Das sind ganz kleine Bewegungen in uns, wie sie als Abweichungen von mir beschrieben wurden. Sind die Bewegungen zu groß und werden sie gar zur Einseitigkeit, wie so manche Einseitigkeit in der Lebensgestaltung, dann fallen wir um.

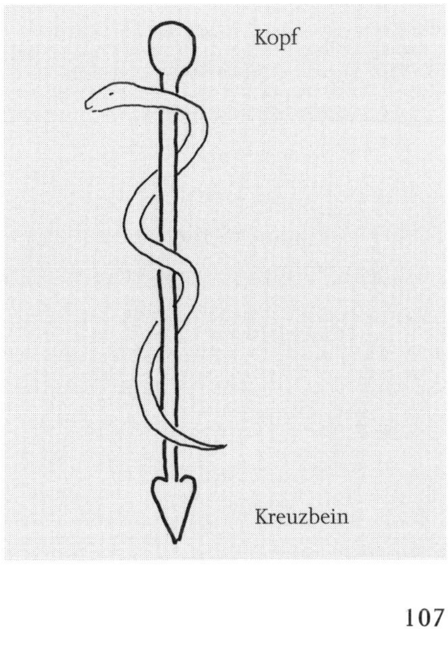

Der Äskulapstab

Das Schwingen um eine Achse spiegelt der Äskulapstab wider. Das Schwingende ist einerseits die Schlange, deren Wesen für uns zwischen Gut und Böse schwingt. Die gleichförmigen Kurven meinen aber auch die Schwankungen um die unsichtbare Achse, die wir »Gesundheit« nennen. Gesundheit gibt es nicht als stabilen Zustand. Gesund sein ist harmonisches Schwingen.

Das ist auch »Mitte«-Findung im Alltag, wahrgenommen als ein körperliches Geschehen. Es ist dem Menschen als Grundgegebenheit eingeschrieben, nicht nur über das Schwergewicht das Gleichgewicht wiederzufinden. Alles im Körper sucht nach Ausgewogenheit, auch »Homöostase« genannt. Es ist das Lot, das »Im-Lot-Sein«, das der Mensch immer wieder auf seinem Lebensweg sucht, aus den Verwirrungen der Abwege nach links und rechts.

Einen Standpunkt einnehmen heißt ebenso, ein Gleichgewicht im Geistigen zu finden. Je mehr wir uns dem Spirituellen zuwenden, umso mehr widmen wir uns auch unserer Leiblichkeit. Je mehr dem Tun, umso mehr der Muße. Je mehr der Vereinzelung, umso mehr der Kommunikation. Je mehr dem Geistigen, umso mehr der Materie. Zu weit nach einer Seite zu fallen geschieht nicht nur im Körperlichen, im Raum, sondern auch in der Zeit: Es ist zu schnell oder zu langsam, zu rhythmisch oder zu starr. So hat jede Geste ihre eigene Zeit.

»Der Mund ist zum Lächeln da.
Die Augen sind zum Strahlen da,
die Hände zum Fühlen,
die Schultern zum Schweben,
die Hüfte zum Tanzen,
die Füße zum Wachsen.«

Die Kraft des Polaren

Wir Menschen sind in das Spannungsfeld des Polaren gestellt. Sind weiblich und männlich, empfangen und geben, atmen ein und aus. Diese Kraft will angeregt werden und will wirken. In der Gestaltung von Räumen werden die polaren Gesetzmäßigkeiten berücksichtigt. Sie können auch im Körper und dadurch unmittelbarer erlebt und energetisch wirksam werden. Dazu will ich einige einfache Beispiele nennen, die leicht im Alltag angewandt werden können:

- Unsere Hände sind gepolt. Wir sprechen von der linken, der empfangenden Hand und der rechten, der gebenden. Die energetische Anregung erfolgt, indem Sie die Handflächen aneinanderreiben. Es baut sich dann eine Kraft auf, die man sich selbst zuführen kann. Wenn Sie danach die Hände, ohne das Gesicht zu berühren, mehrmals vom Hals her nach oben bis hin zum Nacken führen, können Sie diese Kraft spüren. Sie ist hilfreich vor einer Begegnung, denn Sie werden dann strahlen.
- Diese aufgebaute Kraft kann man auch dem Nacken geben, indem man die energetisierten Handflächen ineinander und an den Nacken legt. Dabei aber bitte nicht die Finger verschränken. Man nährt sich dann energetisch und baut einen schützenden Kragen auf und kann den Raum des Bekennens mehr öffnen.
- Sie können sich gegen äußere Einflüsse schützen, indem Sie die Chakren »schließen«. Ich setze das in Anführungszeichen, weil ein wirkendes Schließen nicht entsteht, wohl aber ein Ausgleich erfolgen kann. Vorausgesetzt ist eine in sich ruhende aufrechte Haltung. Dann führen Sie die angeregten Hände im kleinen Abstand vor dem Körper entlang. Vom Genitalbereich bis hin zum Nacken. Das empfiehlt sich vor herausfordernden Begegnungen, nach einer Beratung und vor dem abendlichen Einschlafen. Dieser Bewegungsablauf harmonisiert auch die Körperräume mit ihren unterschiedlichen Energien, wie sie auf Seite 124 beschrieben sind.

- Die auf Seite 96 beschriebene und dargestellte »Ka-Geste« macht die Energie des Polaren besonders spürbar.
- Durch die Punkte auf den Schultern (siehe die Abbildung von der Betonung der Knie auf Seite 66) können wir uns Energie zuführen, indem wir die Hände mit überkreuzten Armen auf die Schultern legen: die rechte Hand auf die linke Schulter, die linke auf die rechte Schulter. Dann kreist der Energiestrom zwischen den Chakren der Hand und den aufsteigenden Kräften des Körpers – und harmonisiert. Auch wird durch diesen Kreislauf die Kraft der Polarität angesprochen, weil die rechte Tathand die linke Schulter berührt.
  Im Akropolis-Museum gibt es die Statue eines Hirten mit einem Lamm über der Schulter. Seine Arme bilden ein Kreuz, das durch die hier beschriebene Handführung entsteht. Der Kreuzungspunkt liegt in Höhe des Herzens, sozusagen in der Herzensmitte. Diese Haltung erzeugt das Gefühl, als verbinde sich der Mensch mit dem Tier.
- Weitere wohltuende Kreisläufe der Energie erzeugen wir in unserem Inneren, wenn wir die Zungenspitze an den Gaumen legen. Das ist zudem die ursprüngliche Lage der Zungenspitze.
- Der äußere Energiefluss wird verstärkt, wenn Daumen und Zeigefinger einer Hand sich an der Fingerspitze berühren (jede Hand für sich).
- Man kann auch die Handmulden so ineinanderschieben, dass die Daumenspitzen sich berühren.

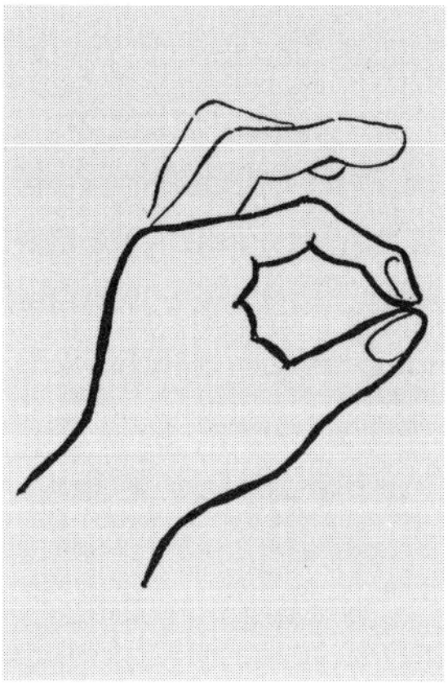

Energiefluss der Finger

- Einen Daumen mit der anderen Hand zu umschließen, ergibt ebenfalls einen energetischen Kreislauf.

All diese Übungen sind besonders auch bei der Meditation geeignete Hilfen.

Gesten, Formen und Energie

»Jede Geste hat ihre ganz eigene Wahrheit.«

In diesem Abschnitt komme ich zu einem Thema, das mir am Herzen liegt. Durch die Kunst der Geomantie erfuhr ich, dass eine Form kosmische Kraft aufnehmen kann, die jeweils eine ihr ganz eigene Qualität hat. Durch die Übungen von Corinne erspürte ich energetische Wirkungen, die mich zum Erforschen der Gebetsgebärden führte. Als ich dann das Leibgebet von Franz-Xaver Jans in meinen Alltag einbezog, erkannte ich die energetische Bedeutung der menschlichen Gesten.

Nur der Mensch kann diese Gesten gestalten. Weil diese Gesten Grundformen erschaffen, können wir uns unmittelbar Energie zuführen. Gesten formen Energie. »Der Körper ist nicht nur gefühlshaft, sondern auch mit Formkraft begabt«, heißt es bei Stanley Kelemann. »In uns wirkt ein fortwährender Drang, unser Leben zu gestalten.«

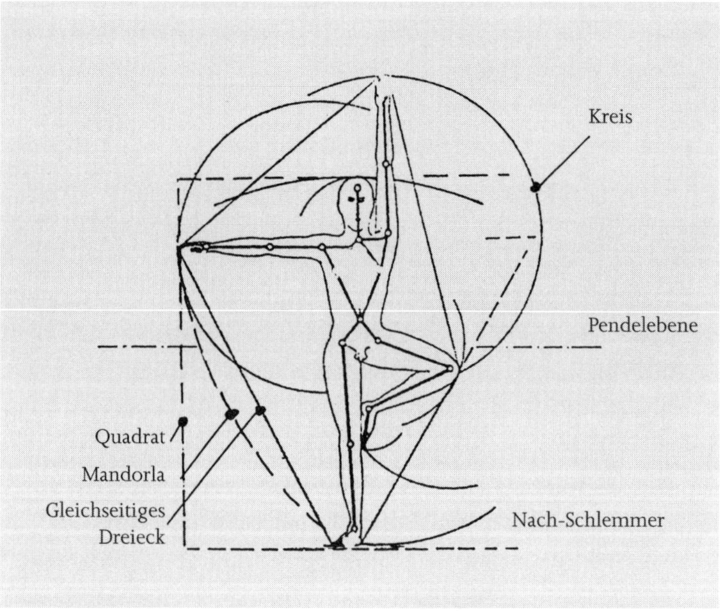

Gesten und Formen

Durch die Aufrichtung entstehen die rechten Winkel des Kreuzes. Das bedeutet, dass schon durch diese Haltung kosmische Energien aufgenommen werden können.

Aus der Entwicklungsgeschichte des Menschen wissen wir, dass zuerst die Zeichen- und danach die Lautsprache, also zuerst die Mimik und dann die Worte, der Verständigung dienten. Damit sind die Gesten tiefer verwurzelt als die Sprache. Es gibt das Wort »Körpersprache«. Sie hat keine Nationalität wie die Lautsprache. Sie gehört allen.

Corinne sagte zu diesem Thema: »Da wird immer wieder betont, dass jeder Mensch ein Individuum sei, dass jeder einmalig sei, wie die Fingerabdrücke zeigen. Das stimmt auch, aber erst dann, wenn er das beherrscht, was alle Menschen gemeinsam haben – einen Körper.«

> »Form ist verlangsamte Bewegung.«
> *Stanley Kelemann*

Ein anderer Grund für die Bedeutung der menschlichen Gesten ist im Überlebenskampf zu finden. Die Gesten, bis hin zu den Bewegungen der Augen, gaben und geben immer noch das eigentlich Gemeinte wieder – und nicht die geäußerten Worte. Auch dienten die Gesten zur schnelleren Kommunikation als Worte und waren eindeutiger. Auch das erleben wir heute immer noch und unmittelbar. Wir glauben jemandem kein Wort, wenn seine Körpersprache etwas anderes aussagt. Gesten sind Ausdruck einer inneren Haltung und stehen damit in Wechselbeziehung zum Inneren und Äußeren eines Menschen. Sprechen ist Yang-Kraft und ein Sichäußern und wird durch in den Raum strebende Bewegungen verstärkt.

Nach C. G. Jung können in einfachen Sprachen viele Worte ohne entsprechende Geste gar nicht verständlich werden, weswegen sich »Primitive« nachts im Dunkeln überhaupt nicht unterhalten können, schreibt er in einem Brief an Jürg Fierz vom 10. April 1942. Wie sehr wir es noch gewohnt sind, mit den Händen zu sprechen, sieht man, wenn jemand telefoniert und dennoch eindrucksvoll gestikuliert.

Die Erlebnisse seelischer, also innerer Bewegungen durch Gesten auszudrücken kann nicht nur kräftigen, sondern auch gesund machen.

Das bewirkt die Eurythmie, weil die Gesten mit den Vokalen verbunden sind, die ja unmittelbarer Ausdruck unseres inneren Befindens sind.

Jede Seelenbewegung als »innere« Bewegung sucht ihren äußeren Ausdruck. Bei Angst ziehe ich mich zusammen. Bin ich voller Freude, dann öffne ich die Arme und strahle. Weil jede Bewegung ihre Gegenbewegung hat, wirken auch äußere Bewegungen und Haltungen auf den Seelen- und Geistesraum zurück. »Ein Gefühl oder eine Emotion verwirklichen sich in Gesten und Bewegungen der Muskeln, in der Atmung und der Stimme«, schreibt George Leonard. »Die Unterdrückung von Gesten bewirkt die Unterdrückung von Gefühlen und mindert die Lebenskraft.«

Wenn wir die Gebärden betrachten, die beim Pflügen und Hacken, Säen, Sensen und Dreschen und auch Teigkneten entstanden, dann werden uns unsere jetzigen als abgehackt und motorisch bewusst, als gänzlich unrhythmische Bewegungen. Wir haben das unmittelbare sinnliche Erleben verloren und ersetzen es durch andere, aber letztlich monotone Körperertüchtigungen.

Wir dürfen unterscheiden in Gesten und Gebärden. Gesten habe ich als wortbegleitende Körperbewegungen beschrieben. Im Begriff der »Gebärde« ist in der Wortwurzel auch das Wort »Gebären« enthalten. Sie sind erhabene Gesten und willentlich erzeugt. In ihrer höchsten Form sind sie Gebetsgebärden, die allen Kulturen zu eigen sind. Auch die Gebärden bilden Formen. Weil diese verbunden sind mit der Hingabe an etwas Übergeordnetes, wirken sie besonders stark auf uns zurück. Doch unser Wissen um sie ist sehr gering. Wer lernt zum Beispiel, dass sich die Handballen beim Beten nicht berühren sollten, damit die energetische Spannung erhalten bleibt?

Wir geben unseren Händen zu wenig Aufmerksamkeit, weil Tun und »Handeln« sie mehr zum zweckmäßigen Instrument gemacht haben. Dabei sind sie energetisch hoch bedeutsam für uns. So lässt uns beispielsweise die große Vitalität und Lebensdauer von Pianisten und Dirigenten auf das stärkende Wirken über die Hände schließen.

Entwicklungsgeschichtlich aus den Wäldern in die Steppe kommend, sind wir Wesen, die dank dem aufrechten Gang die Hände frei haben. Das Greifen ist aber immer noch tief in uns verwurzelt und will neu erfahren werden: Wir be*greifen* die Welt durch das Greifen. Das spiegelt das Wort »Begriff« wider und vertieft somit die Aussage von Hugo Kükelhaus, dass wir auch mit den Händen denken. Wenn ein jeder spirituelle Weg das »Loslassen« fordert, dann wird die Bedeutung des Haltens und Festhaltens als ein organisch eingeprägter Vorgang auch auf diese Weise deutlich. Hier zeigt sich also eine geistige, spirituelle, seelische und körperliche Entsprechung.

Die Proportionen und Handpositionen folgen auch bestimmten Gesetzmäßigkeiten, über deren symbolischen und energetischen Sinn man sich in der Regel keine Gedanken macht, zum Beispiel warum unsere Arme gerade so lang sind, dass sie bei »richtiger« Haltung in Höhe des »Goldenen Punkts« in der Hüftgegend liegen. Und wenn wir auf dem Boden sitzen, berühren die Hände den Grund. Auch wurde bereits darauf hingewiesen, wie die Fingerspitzen zur Erde strahlen. Ebenso wird selten wahrgenommen, dass die entspannte Hand eine Schale und damit einen Formstrahler bildet. Die beiden Schalen streben zusammen, sie werden zu einer gemeinsamen Form in der Gebetsgebärde oder wenn sie etwas »schöpfen« wollen, sei es materieller Natur oder als körpersprachliche Unterstützung des Verbalen. Diese Schale vereint sich, vor dem Körper gehalten, mit der Schale des Beckens.

Im Folgenden möchte ich einige Beispiele für Gesten anführen, die besonders durch die Hände wirksam werden. Denn die Arme, Hände und Finger geben uns den größten gestischen Ausdruck.

Wenn wir zur uralten Gebetsgebärde die Arme gen Himmel erheben, müssen wir die Handflächen nach oben »wenden«. Das ist mehr als ein Wortspiel, darin kommt auch der innere Wandel zum Ausdruck. Und es funktioniert nur so. Denn wenn Sie einmal mit nach unten gewandten Handflächen die Arme empfangend zu erheben versuchen, werden Sie feststellen: Es gelingt nicht. Indem wir achtsam sind, erleben wir in der sehnenden Bewegung nach oben, dass es immer wieder ein kleines Innehalten gibt. Während Sie dann verharren und dem entstandenen Winkel der Arme nachspüren, erkennen Sie, dass eine ganz bestimmte Energie und ganz eigene Gefühlsregung vermittelt wird. Weil jeder Winkel der Diagonale eines Rechtecks entspricht, entstehen auch in diesem Bewegungsablauf energetisch wirkende Formen.

Spannen Sie einmal beide Hände zur Faust, und zwar immer mehr, bis die Spannung nicht mehr auszuhalten ist. Dann lösen sich die Fäuste wie von selbst zu einer Fläche. Nun folgen Sie dem Impuls, und es bilden sich zwei Handflächen. Im Wunsch, »über sich hinauszugehen«, erheben Sie die Handflächen und nehmen dabei von den Füßen her die Kräfte von Mutter Erde auf. Zwei parallele Kraftlinien entstehen und weisen gen Himmel. Parallelen, die sich erst im Unendlichen treffen können.

Nun spreizen wir die Daumen in voller Spannung ab. Es entsteht ein rechter Winkel und eine weitere Kraftrichtung, der Vektor der Diagonalkraft. Folgen wir diesem Kraftimpuls. Es nähern sich die Daumen zueinander, und die Grundform eines Rechtecks entsteht.

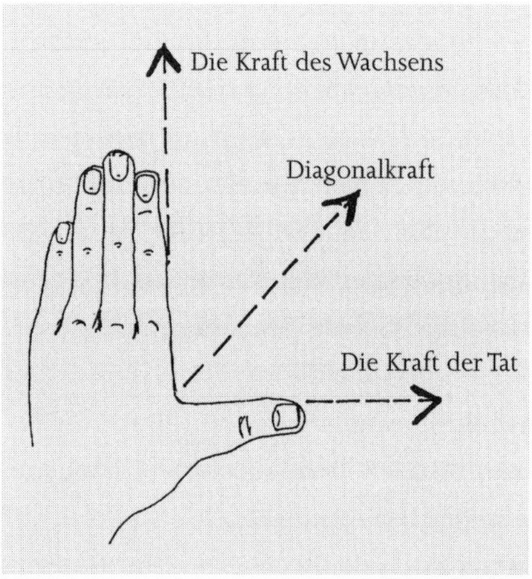

Der rechte Winkel

Wenn der Wille aufkommt, die Spannung des rechten Winkels aufzuheben, dann nähern sich die Zeigefinger, um sich im »Hier und Jetzt« zu treffen statt im Unendlichen. Ein gleichseitiges Dreieck bildet sich, das weiterhin gen Himmel strebt – jetzt in Wohlspannung. In der Armbeuge dagegen entsteht der rechte Winkel.

Die polaren Kräfte der beiden Hände treffen sich in einem »übergeordneten« Dritten, und zwei wichtige Formen der Baukunst sind erschaffen.

Nun folgt ein weiterer Impuls – hin zur Spannung – und lässt den rechten Winkel wieder entstehen. Es ist der Daumen, der uns Men-

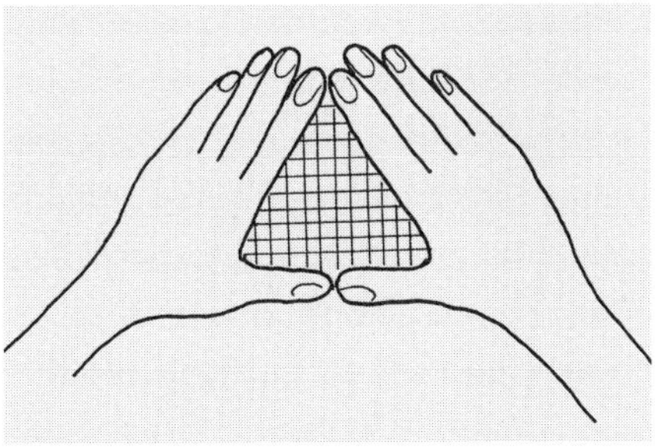

Dreieck

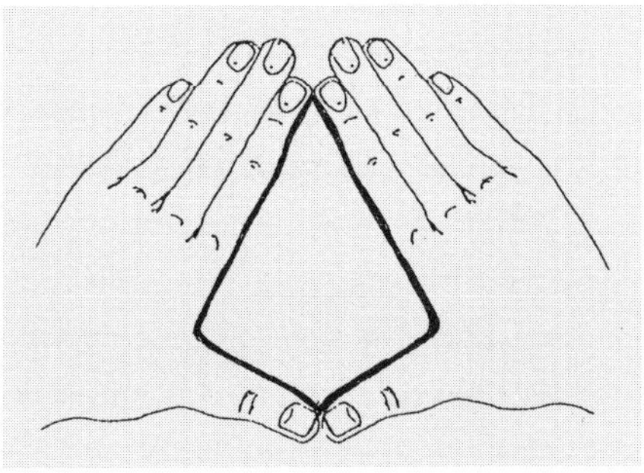

Drachenform

schen zum »Homo Faber« macht, dem Wesen, das in die Welt eingreift. Die nun entstehende Figur vereinigt die beiden Grundformen des Quadrats und des Dreiecks. In der Astrologie nennt man sie einen »Drachen«. Sie hat die Lebenskraft des Drachens.

Bringen Sie die Handflächen jetzt in Spannung und drehen Sie sie von Fingerspitze zu Fingerspitze, bis die kleinen und die Ringfinger der beiden Hände wie abgebildet aneinanderliegen. Heben Sie nun die Hände, dann sehen Sie eine kleine »leere Fläche«, die als Form dem Drachen entspricht. Diese Handstellung ist eine Mudra und impulsiert auch die Vitalkraft des Kreuzbeins.

Die Form des Drachens verbindet Rechteck und Dreieck. Diese Grundformen stehen über die Zahlen Zwei und Drei in einem Kraftspiel. Sie verhalten sich musikalisch im Intervall der Quinte. Das ist eine wohltuende und heilende Qualität. Der Drachen ist die spannungsvolle Verbindung des Weiblichen im Quadrat mit der männlichen Impulskraft des Dreiecks.

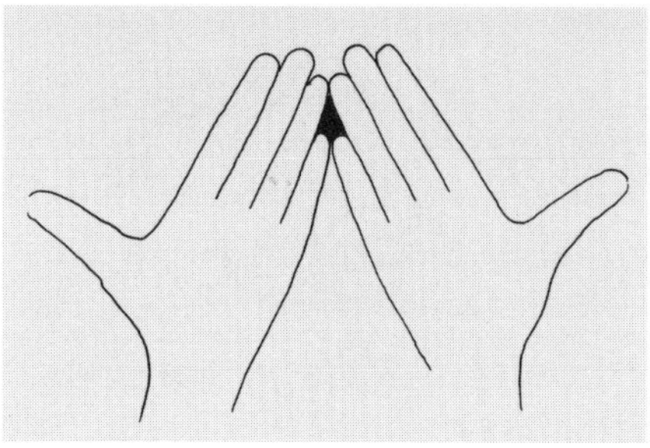

Mudra

Übungen

- Wir haben die Drachenform des Kreuzbeins durch die Hände geschaffen und erzeugen durch sie Lebenskraft. Wenn wir die Arme senken, dann kommt diese Form in Höhe des Kreuzbeins an. Es entsteht dort ein sich energetisch erhöhendes Schwingungsmuster. Wenn Sie sich einem Baum zuwenden und sich Vitalkraft von ihm wünschen, dann schaffen Sie diese Form des Drachens. Legen Sie die Hände auf den Rücken, wo das Kreuzbein ist, und lehnen Sie sich mit dem Rücken an den Baum. Nehmen Sie die Wurzelkraft im Einatmen bis zum Herzen auf, wandeln Sie sie dort und atmen Sie sie nach oben aus – gemeinsam mit den feinen Ästen des Baums. Von dorther können Sie nun die Ihnen zugedachte kosmische Kraft bis zum Herzen einatmen. Form, Körper, Rücken, Baum und Atmen – das ist dann ein Weg!
- Eine weitere heilende Wirkung des Dreiecks wird geschaffen, wenn das Dreieck auf die Herzebene gebracht wird.

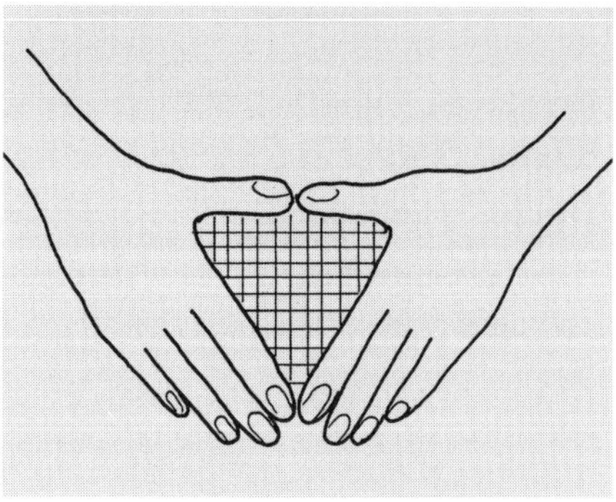

Herz und Dreieck

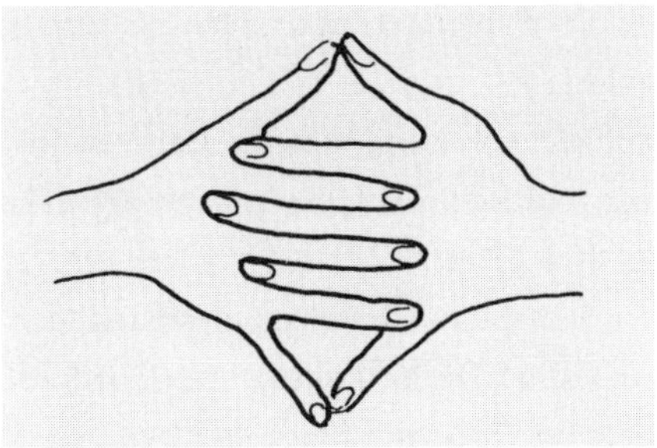

Zwei Dreiecke

– Eine energetisch aufbauende Verbindung zweier Dreiecke fand ich im Buch »Weltenmorgen« von Gitta Mallasz. Dazu stehen die Worte: »Die rechte Hand hört auf den Geist. Die linke Hand hört auf die Materie. Die Verbindung ist das Wesentliche. Durch sie wird die Schöpfung erfüllt.«

Die Energiegebärde

Aus den beschriebenen Formen habe ich eine Bewegungsfolge entwickelt: die *Energiegebärde*. Durch sie werden die Formen mit ihren unterschiedlichen Wirkungen verbunden. Das entstehende Kraftfeld der Hände wandert vor dem Körper zuerst auf- und dann abwärts. Es harmonisiert die Körperebenen und wirkt auf die Chakren. Nach Friedrich Weinreb wird in der Bibel »vom Körper nahezu nichts erzählt, was unterhalb des Herzens liegt«. Das mag daran liegen, dass der animalische Anteil unseres Menschseins ausgeblendet wird. Die Energiegebärde kann Bereiche des Menschen neu beleben, sie »gebären«. Es wird durch sie die Kraft der Erde mit der Herzenskraft verbunden.

Sie gehen in die Grundhaltung: Die Füße sind parallel und hüftweit auseinandergestellt. Sie geben in den Knien nach, bewegen das Becken etwas nach vorn und richten darin die Wirbelsäule als gerade Säule auf. Heben Sie die Schultern, ziehen Sie sie nach hinten und öffnen Sie sich vorn. Der Kopf ist dabei locker, als sei er nur aufgesetzt. Die einzelnen Bewegungen werden sehr langsam vollzogen. Zum Nachwirken wird zwischen ihnen jeweils eine kleine Pause eingefügt.

Die Arme hängen an den Schultern, die Hände sind locker gelöst und bilden dadurch von selbst eine Hohlform.

Die Fingerspitzen strahlen zur Erde hin und nehmen von dort Kraft auf.

Jetzt spreizen Sie beide Daumen im rechten Winkel ab. Diese Gebärde erhöht durch den rechten Winkel der abgespreizten Daumen die Kraft der Erde.

Es entsteht ein Bewegungsdrang, der beide Daumenspitzen zusammenführt. Die Grundform des Quadrats als Form der Materie entsteht jetzt und ruht vor dem Geschlecht, der Vitalebene.

Nun gehorchen die Hände einem weiteren Willensimpuls und wandern nach oben bis zur Herzensmitte. Wie von selbst entsteht das gleichseitige Dreieck.

Nun wird der rechte Winkel noch einmal erzeugt. Die »Drachenform« entsteht.

Die Hände wandern in dieser neuen Form nach unten zurück bis vor die Vitalebene.

Größere Pause zur Wandlung und Resonanz mit dem Kreuzbein.

Jetzt greift die Gebärde in den Raum hinein, indem Sie die Hände gen Himmel erheben.

Sie formen dann die schon beschriebene Mudra und bilden dadurch erneut einen »Drachen«. Fügen Sie die Handmulden danach zur Gebetsgebärde. Es entsteht die Herzenskammer der Hände.

Nehmen Sie mit den Fingerspitzen Kontakt zu den kosmischen Kräften auf. Und führen Sie die Herzenskammer der Hände bis vor die Herzmitte.

Die Räume des Körpers

»Im Fuß ist der ganze Mensch enthalten.«

Die aufgerichtete Gestalt ist für Corinne wie die Tonfolge einer Oktave. Dabei entspricht die Schädeldecke der Fußhöhle. Fußhöhle und Schädelgewölbe sind Oktavierungen, was sie in einer ihrer Skizzen dargestellt hat.

Sie betonte oft die Wendung »von Kopf bis Fuß«, weil es ihr so sehr um die Fußhöhle ging. Die Fußhöhle ist ebenfalls ein Formstrahler und Empfänger von Informationen aus der Umwelt. Die Füße sind wie ein

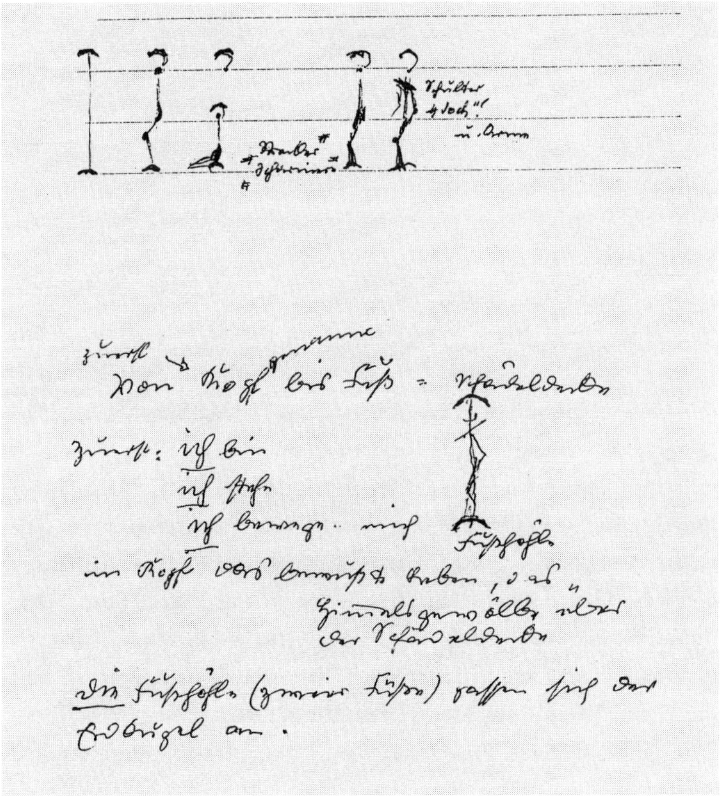

Zur Fußhöhle

eigenes Sinnesorgan und ständig im Kontakt mit dem Boden. Sie sind verbunden mit dem Zentralnervensystem und geben die Informationen an den Gehirnstamm weiter. Das ist bedeutungsvoll für die Kraft, die durch das Gehen entsteht.

»Der Fuß heiligt den Raum.«

In den Aufzeichnungen Corinnes findet sich eine weitere Skizze, die auf das Spannungsfeld hinweist: als habe sich die Erde ausgedehnt durch den Menschen. Die Abbildung – die nachgezeichnet wurde – soll verdeutlichen, was gemeint ist, wenn der Mensch als zwischen Himmel und Erde gestellt beschrieben wird.

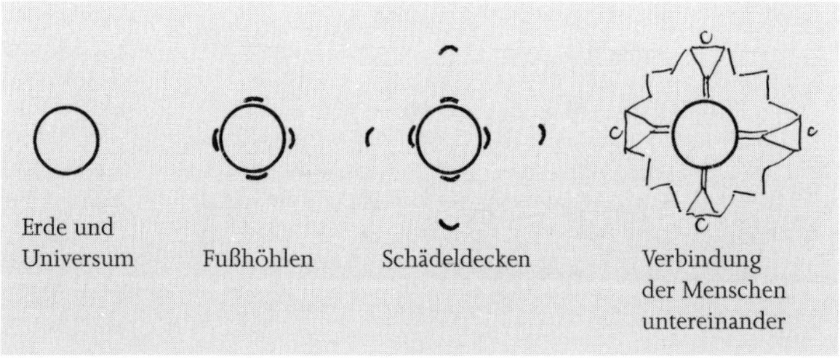

Die Beziehung zwischen Fußhöhle und Erde

Die Schale des Beckens ist für Corinne das angehobene Fundament des Körpers. Sie spricht dann vom »Leib«. Der Bereich von der Hüfte abwärts ist der Pendelkörper für die Bewegungen im Raum. So liegt im menschlichen Leib sowohl das Himmelsgewölbe des Schädels und die Erde des Beckens. Ich habe ihre Gedanken dazu in der Abbildung des »atmenden Leibraums« mit einbezogen. Der Schädel hält die aufsteigende Erdkraft, das Kreuzbein gründet die sich senkende Himmelskraft im Becken.

Schädeldecke und Beckenraum sind in energetischer Spannung wie die zwei Hälften einer Kugel, die miteinander atmen. Jede Schale ist energetisch auch ein Formstrahler, nimmt auf, bündelt und strahlt ab. So empfängt der Beckenraum die Kraft des Himmels, das Kopfgewölbe die Kraft der Erde. Das aufstrebende Sehnen der Materie ins Geistige als

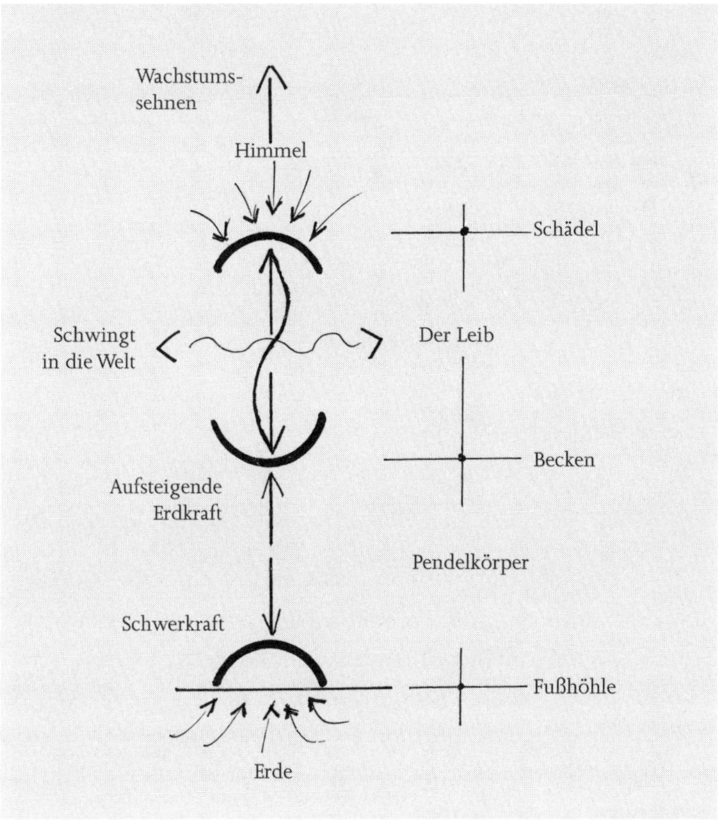

Atmender Leibraum

geballte gehaltene Kraft braucht als Widerstand die Festigkeit des Schädels. Die Gegenform des Beckens findet eine Entsprechung durch Größe und Beweglichkeit.

Die horizontale Ausdehnung des Körpers ist uns durch das Atmen vertraut. Das »Atmen« zwischen den beiden Schalen hingegen ist uns weniger erlebbar. Ausdehnen und Zusammenziehen sind Urbewegungen, die ein Pulsieren zwischen Schädel und Becken erzeugen. Alles steigt und sinkt in den Röhren unseres Leibes und ist der Schwerkraft unterworfen, wird ständig durch die innere Bewegung überwunden. Dazwischen bebt das Zwerchfell. Es teilt das Obere vom Unten – und schwingt.

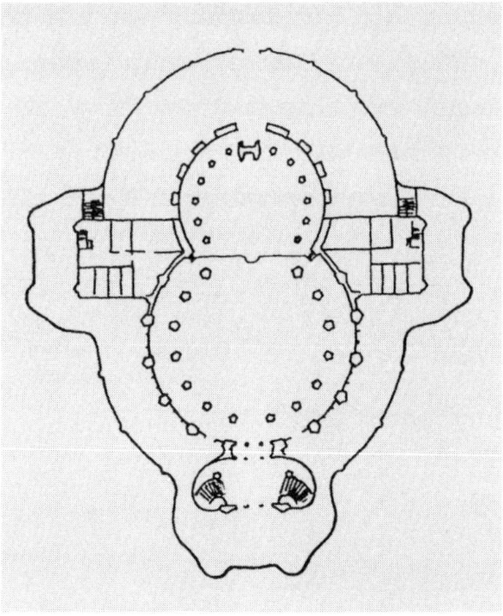

Grundriss des ersten Goetheanums in Dornach

Die Wirbelsäule verbindet den Beckenraum mit dem Schädelgewölbe. Sie entspricht in ihrem Schwingungsmuster dem Äskulapstab und der aufsteigenden belebenden Kundalinikraft der tantrischen Lehre.

Die hohe energetische Wirkung von Schalen und Gewölben zeigt uns das erste Goetheanum in Dornach. Das ist Baukunst als Wiederholung unserer Leiblichkeit.

Leib und Haus können in ihren Räumen analog betrachtet werden. Das Becken entspricht der Gründung und der erdhaften Ruhe und Vitalkraft. Darüber ist der Raum der inneren Bewegung und der Gefühle, der Bauch, das Wässrige. Belebt wird er durch die Wärme des Herzens in der Impulskraft des Feuers, verbunden durch das Luftige. Die Energie fließt in den Räumen und entspricht der Kraft im Körper, geleitet von der Energiespur der Wirbelsäule. Der Energiefluss von Raum zu Raum ist der Austausch in den Körperräumen. Die Räume sind untereinander verbunden in der Gliederfolge. Die Türen sind im Körper die Engpässe der Gelenke. Das größte »Gelenk« ist der Hals, der Raum des Bekennens, und er entspricht dem Hauseingang. Das Skelett ist das statische Gerüst, die Struktur; es gibt Standsicherheit und Stabilität. Die Basis ist die Fußhöhle. Die innere Ordnung des Hauses verhält sich wie die Körperordnung, wie die Organe in ihrer Funktionsordnung. So ist die logische Ordnung der Räume zueinander. Die Räume des Körpers sind nicht leer, sondern wie die Innenräume eines Hauses sind sie »gefüllt« mit bestimmter Energie und Qualität. Die Wirbelsäule ist der Grundton des Hauses, die Grundfrequenz. Sie ist Energieträger und entspricht der Elektrizität. Und der Energiefluss entlang der Wirbelsäule entspricht mit dem Fluss der Lebenskraft Chi im Haus durch die Flure und die Treppe.

Vom Gehen

»Das Wunder des Gehens will gelebt sein.«

In den Übungen Corinnes wird das Gehen kaum mit einbezogen. Das liegt daran, dass sie vor dem Gehen erst das Aufrichten und Stehen lehren wollte. Sie wies aber in Gesprächen immer auf die große energetische Bedeutung des Gehens hin. Noch einmal hier das Wort, dass alles »ent*steht*«. Weil wir immer »auf dem Weg« sind, bedeutet jedoch auch das Gehen viel für uns, da sich geistige, seelische und körperliche Geschehnisse harmonisch und anregend miteinander verbinden. Spirituell »erhöht«, wird das Gehen dann zum Pilgern.

Für mich ist das Gehen besonders für die geomantische Erfahrung bedeutsam, weswegen ich anderenorts bereits darüber geschrieben habe. An dieser Stelle werde ich das Wesentliche zusammenfassen.

Das Schädelgewölbe als Resonator bündelt die Impulse, die bei jedem Schritt entstehen, und sendet sie ins Denkzentrum. Denk- und Bewegungszentrum liegen im Großhirn nah beieinander. Das Gehen hat aus geistig-seelischen Gründen eine alte Tradition durch Aristoteles, der die Schule der *Peripatetiker*, der »Gehenden«, »Umherwandelnden«, gründete. Gehen repräsentiert das Element »Luft« und ist damit analog dem Denken verbunden. Folglich werden manche gleichförmig verlaufenden Wege auch »Philosophenwege« genannt – so in Heidelberg. Werner Heisenberg konnte erst dann geistig arbeiten, wenn er vorher gegangen war. Das gilt für viele kreative Menschen. Besonders amüsant ist eine Anekdote über Auguste Rodin. Er kam eines Tages vom Spaziergang zurück und erschrak, weil seine Frau all die Papiermanschetten wegwerfen wollte, die sich in einer Ecke angesammelt hatten. Rodin: »Um Himmels willen, das ist mein Buch über die Kathedralen!« Er hatte seine Gedanken beim Gehen auf die Manschetten geschrieben. Friedrich Nietzsche glaubte keinem Gedanken, der nicht im Freien und in freier Bewegung geboren war. Antoni Tàpies fing nach Jahren der Krankheit wieder an zu malen. Er sensibilisierte sich dazu, indem er lange im Atelier rhythmisch ging.

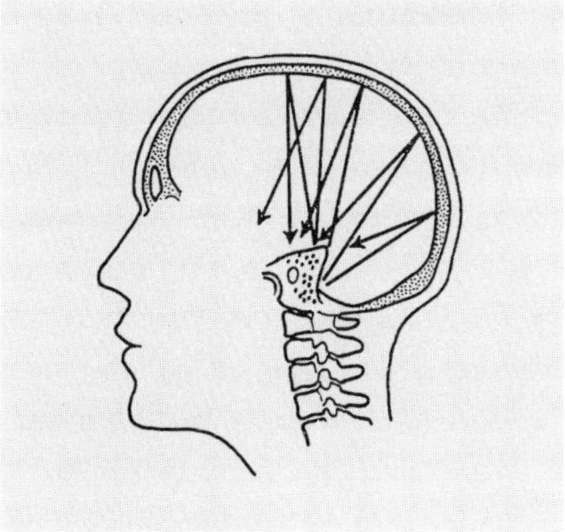

Der Schädel als Resonator

Nach längerem Gehen hat sich nicht nur der stimmige Atemrhythmus eingestellt. Es entsteht eine ganz persönliche Schrittlänge und damit ein Maß. Jedes Maß ist eine Frequenz, die sich dem Gehirn über die Wirbelsäule mitteilt. Die Schädelform als Formresonator hat eine eigene Frequenz und sendet die Impulse ins Gehirn. Weil die Frequenz des Schritts und des Schädels übereinstimmen, erhöhen sich die Impulse energetisch und erzeugen die beschriebenen Effekte.

Gehen aktiviert, weil im Gehen immer wieder der Gleichgewichtszustand erzwungen wird und dadurch anregende Impulse ans Gehirn gegeben werden. Gehen ist ein schraubenartiges, kaum spürbares Sichwinden um die gerade Wirbelsäule, die alle Impulse antennenartig nach oben funkt. Das zeigt wiederum die energetische Bedeutung der Wirbelsäule. Ist dann der Hals, dieses große und wesentliche »Gelenk«, durchlässig, dann kommen die Impulse an. Die Flüssigkeitssäule im Wirbelkanal gibt den Rhythmus in die Hirnhöhle weiter.

Jedoch muss das Gehen ein Wandeln sein, es wird leicht verzerrt durch auferlegte Ziele, wie Joggen und Walken. Vielmehr ist Muße statt maschinenähnliches Gehen und Laufen gefordert. Ein scheinbarer Widerspruch ist das zu unserer gehetzten Welt, aber die Betonung liegt auf »scheinbar«. Denn alle Anspannung braucht *Ent*spannung – das ist ein Grundgesetz des Lebens. Jeder Schritt ist zudem ein Nachgeben in den Knien. Energetisch erklärt: Durch das »Lustwandeln« und damit *freie* Gehen sind auch kleine Abweichungen möglich. Dann wirkt das Prinzip der anregenden Dissonanz, der kleinen Abweichung, nicht nur in der Musik, auch im Proportionieren von Bildern und Räumen – und hier im Denken.

Aus dem Stehen ent*steht* der Schritt. Jeder Schritt ist schon im Stehen durch das Schwanken vorgegeben. Die Richtung des Gehens ist Vertrauen und Glauben. Wenn ich, bildlich gesprochen, nur stünde, dann würde ich zwar auch leben, aber »ungestaltet« und auf die Mindestprozesse wie Atmung, Verdauung oder Beobachtung verringert. Mensch zu sein heißt jedoch, über sich hinauszu*gehen*. Deswegen sagt Christus: »Geh« – und sein Wirken war drei Jahre lang ein Gehen.

»Die Kinder, die aus Krankheit keine Halte- und Stellreflexe erlangen, können keine Sinneseindrücke festhalten«, sagt Karl König. »Daraus entsteht die tiefgreifende Bedeutung des Gehens für die gesamte Seelenentfaltung des Menschen. Fehlt es, dann fehlt auch die Kontrolle der Gefühle und Stimmungen. Selbst und Welt werden getrennt.« Nach Peter Lutzker ist das Gehen für die gesamte Seelenentfaltung des Menschen von tiefgreifender Wirkung.

An jeder Bewegung, die wir durchführen, ist der ganze Körper beteiligt. Wird ein Teil des Körpers bewegt, dann bleibt an unbeteiligter Stelle der Körper unbewegt. Zum harmonischen Gehen ist es bedeutsam, dass der Kopf von der Gehbewegung unabhängig bleibt und ruhiggestellt ist.

Die aufgerichtete Wirbelsäule, die Sie durch die Übungen dieses Buches erworben haben, sollten Sie auch beim Gehen weitertragen: nicht mit dem Kopf und vorgebeugtem Oberkörper voraus oder gar mit den Armen »rudern«. Umgekehrt ist das Gehen auch für die Nachwirkung der Übungen bedeutsam, weil dann die Wirbelsäule leichter aufgerichtet werden kann.

Gehen ist ein Fallen nach vorn, hinein in die Zukunft, verdichtend im Aufsetzen des Fußes. Lösend vom Ver*gang*enen, ein Gehen heraus aus der Vergangenheit.

Wenn die Zehen führen, geht der Weg in die Zukunft. Mit jedem Aufsetzen der Ferse gibt es einen zu harten, ungesunden Schock, der bis ins Gehirn wirkt. Wenn wir beim Gehen mit den Fußspitzen aufsetzen, entsteht der königliche Ballengang. Das zu erleben, sollten wir uns wenigstens zu Hause einmal gönnen. Treten Sie barfuß auf einer Stelle, wobei Sie immer schneller werden, und gehen Sie dann nach vorn. Sie werden den Ballengang erfahren. Auch beim Treppensteigen erleben Sie diesen Gang. Gehen ist ein Verdichten und Lösen in jedem Schritt. Sie sollten aber möglichst keine Schuhe mit hohen Absätzen tragen, stattdessen so oft wie möglich barfuß gehen.

Jeder Schritt nimmt Energie der Erde auf, und mit jedem Schritt kann man Energie abgeben. Das ist Rhythmus im Yin und Yang. Auch die energetisch auf- und abbauenden Felder der Erdkräfte werden ausgleichend über die Füße aufgenommen.

Durch die Verlagerung der Aufmerksamkeit zur Hüfte kann der Gehapparat als Pendelkörper wahrgenommen werden. Der Oberkörper kann in Ruhe bleiben, ohne Anteil an den Beinbewegungen zu haben.

Derart aufgerichtet kann man nur verlangsamt, also ganz im Sinne Corinnes in königlicher Haltung, durch das Leben gehen.

Dank

Für die liebevolle Unterstützung und für die vertrauensvolle Überlassung der Originale danke ich Ulrike Mühlensiep, der Tochter Corinnes.

Literatur

Bahnemann, Fritz (Hg.): *Der Bionator in der Kieferorthopädie*, Heidelberg 1993

Baier, Franz Xaver: *Der Raum*, Köln, 2. Aufl. 2000

Bartussek, Walter S.: *Bewusst sein im Körper*, Mainz 2000

Bumke, Oswald, und Otfried Foerster: *Handbuch der Neurologie*, Berlin 1936

Der Duden, Bd. 7: Etymologie, Mannheim 1997

Eickhoff, Hajo: *Himmelsthron und Schaukelstuhl*, München 1993

Fritsch, Wilma: *Links und Rechts in Wissenschaft und Leben*, Stuttgart 1954

Hahnloser, Hans R.: *Villard de Honnecourt. Kritische Gesamtausgabe des Bauhüttenbuches ms. fr. 19093 der Pariser Nationalbibliothek*, Graz, 2. Aufl. 1972

Jans, Franz-Xaver: *Das Tor zur Rückseite des Herzens*, Münsterschwarzach 1994

Johnstone, Keith: *Improvisation und Theater*, Berlin, 4. Aufl. 1998

Jordan, Harald: *Räume der Kraft schaffen*, Aarau, 4. Aufl. 2000

Jordan, Harald: *Kleidung – wie sie schützt und stärkt*, Aarau 2001

Jordan, Harald: *Energetische Raumgestaltung*, Aarau 2010

Jordan, Harald: *Orte heilen*, Aarau, 3. Aufl. 2008

Jordan, Harald: *Die Kraft des Übergangs*, Aarau 2004

Jung, C. G.: *Briefe, Erster Band*, Olten, 3. Aufl. 1981

Keleman, Stanley: *Verkörperte Gefühle*, München, 3. Aufl. 1999

Kipp, Friedrich A.: *Die Evolution des Menschen*, Stuttgart, 2. Aufl. 1991

König, Karl: *Die ersten drei Jahre des Kindes*, Frankfurt 1981

Kükelhaus, Hugo: *Urzahl und Gebärde*, Zug, 4. Aufl. 1984

Leonard, George: *Der Rhythmus des Kosmos*, Reinbek 1986

Mallasz, Gitta: *Die Antwort der Engel*, Einsiedeln, 9. Aufl. 1993

Mallasz, Gitta: *Weltenmorgen*, Einsiedeln, 3. Aufl. 1996

Neue Jerusalemer Bibel, Freiburg 1985

Nitschke, August: *Körper in Bewegung*, Zürich 1989

Ohm, Thomas: *Die Gebetsgebärden der Völker und das Christentum*, Leiden 1948

Richter, Gottfried: *Ideen zur Kunstgeschichte*, Stuttgart, 3. Aufl. 1949

Rohen, Johannes: *Topographische Anatomie*, Stuttgart, 6. Aufl. 1977

Rombach, Heinrich: *Welt und Gegenwelt*, Basel 1983

Rosenberg, Alfons: *Kreuzmeditation*, München 1976

Schmidt, Thomas Michael: *Musik und Kosmos als Schöpfungswunder*, Frankfurt 1974

Straus, Erwin: *Psychologie der menschlichen Welt*, daraus: *Die aufrechte Haltung*, Berlin 1960

Tomatis, Alfred: *Der Klang des Lebens*, Hamburg 1987

Voss, Herman, und Robert Herrlinger: *Taschenbuch der Anatomie*, Stuttgart, 16. Aufl. 1979

Weidelener, Herman: *Lebensdeutungen aus der Weisheit der Sprache*, Augsburg, 4. Aufl. 1999

Weinreb, Friedrich: *Leiblichkeit*, Weiler, 2. Aufl. 1987

Wosien, Bernhard: *Der Weg des Tänzers. Selbsterfahrung durch Bewegung*, Weilersbach 1998

Seminare

Zu den im Buch beschriebenen Übungen werden Seminare in Worpswede oder auf Anfrage auch an anderen Orten angeboten. Nähere Hinweise unter:

Harald Jordan
Bauernreihe 8a
27726 Worpswede
www.harald-jordan.de
mail@harald-jordan.de

Zum Autor

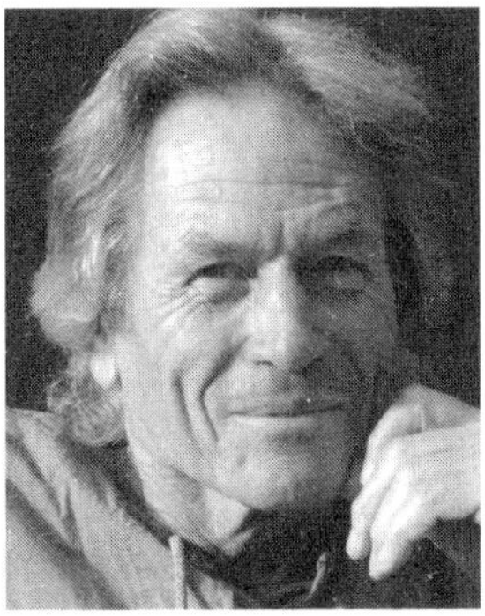

Harald Jordan

Geboren 1935, gelernter Maurer. War über 45 Jahre als Diplom-Ingenieur für Statik und Baukonstruktion tätig, davon 35 Jahre selbständig und vereidigter Bausachverständiger. Er hatte einen Lehrauftrag an der Fachhochschule Oldenburg und leitet heute Seminare und Schulungen in verschiedenen Ländern zum Thema Spirituelle Wohn- und Baubegleitung. Seine Tätigkeit basiert auf einer Synthese von Geomantie, Proportionslehre, energetischer Gestaltung, Feng Shui, Radiästhesie, Astrologie und Ortswahrnehmung. Harald Jordan ist Vater von vier Kindern und Großvater von sieben Enkelkindern.
Er lebt und arbeitet in Worpswede und Griechenland.

Die Bücher von Harald Jordan im AT Verlag

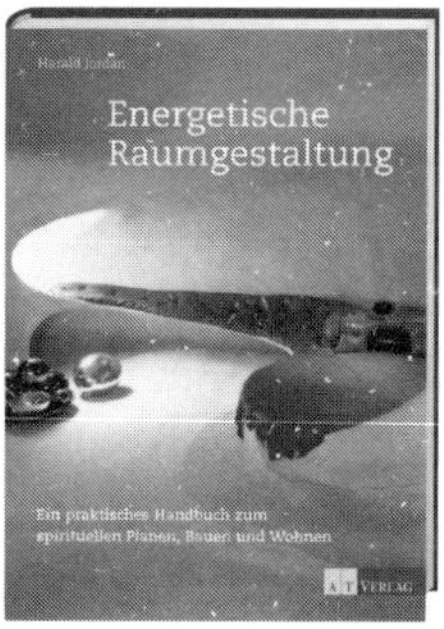

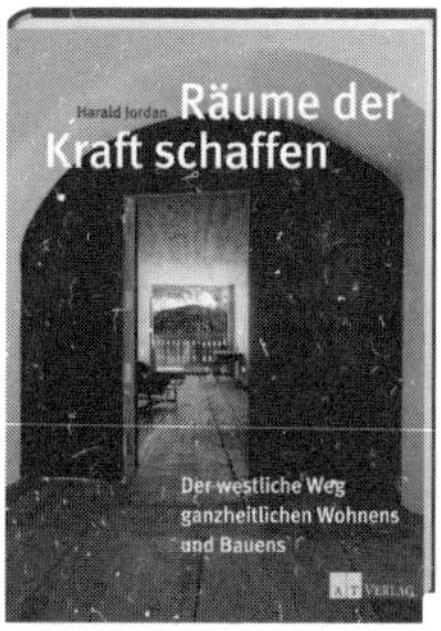

Energetische Raumgestaltung

Ein praktisches Handbuch zum spirituellen Wohnen, Bauen und Leben

Räume der Kraft schaffen

Der westliche Weg ganzheitlichen Wohnens und Bauens

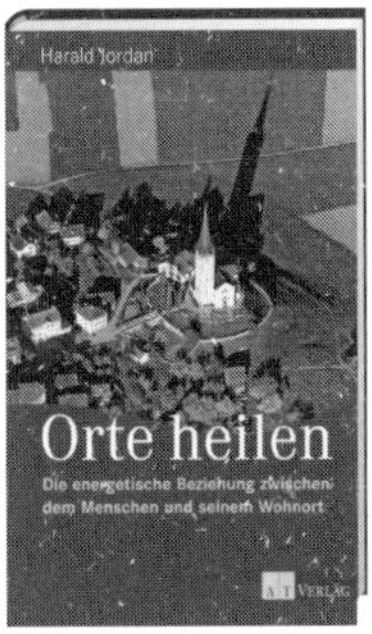

Orte heilen

Die energetische Beziehung zwischen Mensch und Wohnort

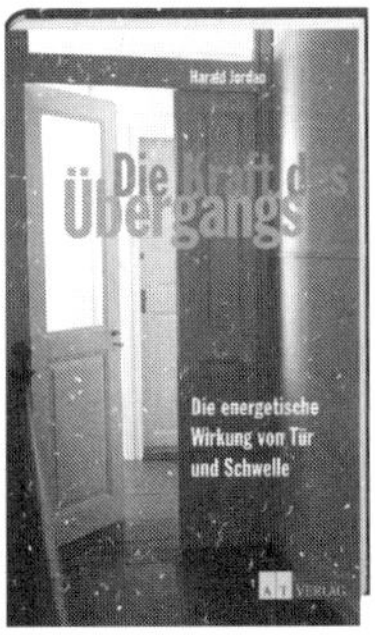

Die Kraft des Übergangs

Die energetische Wirkung von Tür und Schwelle

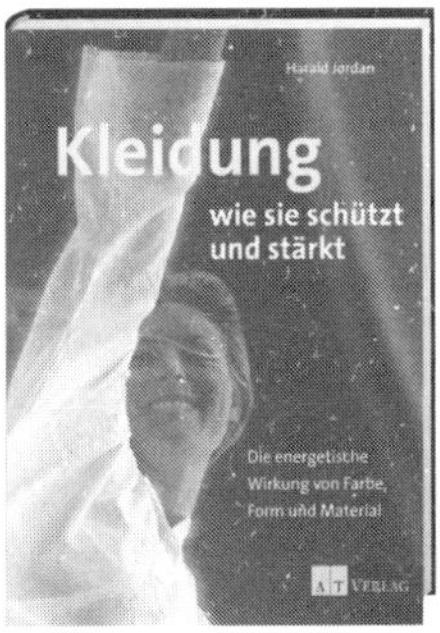

Kleidung wie sie schützt und stärkt

Die energetische Wirkung von Farbe, Form und Material

AT Verlag

Bahnhofstraße 41, CH-5001 Aarau
Telefon +41 (0)58 200 44 00
Fax +41 (0)58 200 44 01
info@at-verlag.ch, www.at-verlag.ch